Internistisches
Notfall-Kompendium

W0089887

Internistisches Notfall-Kompendium

Maximilian Ledochowski

Unter Mitarbeit von Peter Lechleitner,
Christian Prior, Gerhard Ransmayr

1988
Georg Thieme Verlag Stuttgart · New York

CIP-Titelaufnahme der Deutschen Bibliothek

Ledochowski, Maximilian:
Internistisches Notfall-Kompendium / Maximilian
Ledochowski. Unter Mitarb. von Peter Lechleitner ...:–
Stuttgart ; New York : Thieme, 1988
NE: HST

Wichtiger Hinweis: Medizin als Wissenschaft ist ständig im Fluß. Forschung und klinische Erfahrung erweitern unsere Kenntnisse, insbesondere was Behandlung und medikamentöse Therapie anbelangt. Soweit in diesem Werk eine Dosierung oder eine Applikation erwähnt wird, darf der Leser zwar darauf vertrauen, daß Autoren, Herausgeber und Verlag größte Mühe darauf verwandt haben, daß diese Angabe genau dem **Wissensstand bei Fertigstellung des Werkes** entspricht. Dennoch ist jeder Benutzer aufgefordert, die Beipackzettel der verwendeten Präparate zu prüfen, um in eigener Verantwortung festzustellen, ob die dort gegebene Empfehlung für Dosierungen oder die Beachtung von Kontraindikationen gegenüber der Angabe in diesem Buch abweicht. Das gilt besonders bei selten verwendeten oder neu auf den Markt gebrachten Präparaten und bei denjenigen, die vom Bundesgesundheitsamt (BGA) in ihrer Anwendbarkeit eingeschränkt worden sind. Benutzer außerhalb der Bundesrepublik Deutschland müssen sich nach den Vorschriften der für sie zuständigen Behörde richten.

© 1988 Georg Thieme Verlag, Rüdigerstraße 14, D-7000 Stuttgart 30
Printed in Germany
Satz: Gulde-Druck, D-7400 Tübingen, gesetzt auf Linotype System 3 (202)
Druck: Gutmann + Co., D-7100 Heilbronn

ISBN 3-13-718001-5   4   5   6

Vorwort

Um das vorliegende Buch möglichst klein zu gestalten, wurde es in stichwortartigem Charakter geschrieben. Auf Erklärungen wurde bewußt verzichtet. Überlegungen zur Auswahl der jeweils geeignetsten Therapie hätten den Umfang dieses Buches gesprengt. Es wird dazu auf die einschlägige Literatur verwiesen.

Die beschriebenen Maßnahmen stellen zum Teil „Maximaltherapien" dar. Sie dürfen nicht als blind zu befolgende allgemein gültige „Therapieempfehlungen" mißverstanden werden, sondern sollen nur als Gedächtnisstütze für den in der Notfallmedizin erfahrenen Arzt dienen. In jedem Fall muß der behandelnde Arzt die Situation selbst beurteilen und sollte nur solche Therapien auswählen, mit denen er selber bereits Erfahrungen gesammelt hat. Notfallsituationen müssen immer flexibel gehandhabt und die Therapie nach klinischen Gesichtspunkten gestaltet werden.

Die Handelsnamen der angeführten Medikamente sind jeweils in Kursivschrift angegeben. Die Dosisangaben beziehen sich in der Regel auf Patienten mit 70 kg Körpergewicht.

Allen, die mir durch Ratschläge zur Gestaltung dieses Notfallkompendiums geholfen haben, bin ich sehr zu Dank verpflichtet. Mein Dank gilt auch dem Georg Thieme Verlag, insbesondere Frau Dr. Gertrud Volkert für ihre Unterstützung unserer Arbeit.

Innsbruck,   Maximilian Ledochowski
im Januar 1988

Anschriften

Dr. med. Peter Lechleitner
Universitätsklinik für Innere Medizin
Anichstraße 35, A-6020 Innsbruck

Dr. med. Maximilian Ledochowski
Universitätsklinik für Innere Medizin
Anichstraße 35, A-6020 Innsbruck

Dr. med. Christian Prior
Universitätsklinik für Innere Medizin
Anichstraße 35, A-6020 Innsbruck

Dr. med. Gerhard Ransmayr
Neurologische Universitätsklinik
Anichstraße 35, A-6020 Innsbruck

Inhaltsverzeichnis

Abkürzungsverzeichnis

(A)	Österreichischer Handelsname
ACB	Antibody coated bacteria
Amp.	Ampulle
ADH	Antidiuretisches Hormon
AF	Atemfrequenz
AK	Antikoagulanzien
ALP	Alkalische Phosphatase
AMA	Antimitochondrialer Antikörper
AMV	Atemminutenvolumen
ANA	Antinukleärer Antikörper
ANV	Akutes Nierenversagen
ARDS	Adult respiratory distress syndrome
AI	Aorteninsuffizienz
ASS	Azetylsalizylsäure
AST	Antistreptolysintiter
AT III	Antithrombin III
AZV	Atemzugvolumen
BB	Blutbild
BE	Base excess
BGA	Blutgasanalyse
BSG	Blutsenkungsgeschwindigkeit
BZ	Blutzucker
Ca	Kalzium
CAPD	Chronisch ambulante Peritonealdialyse
(CH)	Schweizer Handelsname
CHE	Cholinesterase
CIRLD	Chronisch intrinsische restriktive Lungenerkrankung
CK−MB	Kreatinkinase-Isoenzym-Herztyp
Cl	Chlorid
CMV	Cytomegalievirus
COCM	Kongestive Kardiomyopathie
COLD	Chronisch obstruktive Lungenkrankheit
CPAP	Continuous positive airway pressure
CPK	Kreatinphosphokinase
CT	Computertomographie
CVI	Zerebrovaskuläre Insuffizienz
(D)	Deutscher Handelsname
DD	Differentialdiagnose
DDAVP	Desmopressin
DIG	Disseminierte intravasale Gerinnung
DKA	Diabetische Ketoazidose

DSA	Digitale Subtraktionsangiographie
E	Einheiten
EBV	Epstein-Barr-Virus
EKG	Elektrokardiogramm
Elphor.	Elektrophorese
EPMS	Extrapyramidalsystem
ERC	Endoskopisch retrograde Cholangiographie
Eßl.	Eßlöffel
EW	Eiweiß
F	Frauen
Fbg.	Fibrinogen
FE_{Na}	Fraktionierte Exkretion von Natrium
Fio_2	Fraktion des Sauerstoffs im Einatmungsgemisch
FT_4	Freies Thyroxin
ggf.	Gegebenenfalls
GOT	Glutamat-oxalazetat-Transaminase
GPT	Glutamat-pyruvat-Transaminase
HDV	Hepatitis-δ-Virus
HF	Herzfrequenz
HIV	Human immunodeficiency virus
Hk	Hämatokrit
H_2O	Wasser
HMV	Herzminutenvolumen
HOCM	Hypertrophe obstruktive Kardiomyopathie
HWI	Harnwegsinfekt; Hinterwandinfarkt
HT	Herzton
ICB	Intrazerebrale Blutung
ICH	Intrazerebrales Hämatom
IE	Internationale Einheiten
IHSS	Idiopathic hypertrophic subaortic stenosis
i.m.	Intramuskulär
IMV	Intermittent mandatory ventilation
IPE	Index der Phosphatexkretion
IPPV	Intermittent positive pressure ventilation
IRV	Inversed ratio ventilation
IUP	Intrauterinpessar
i.v.	Intravenös
K	Kalium
KBic.	Kaliumbikarbonat
kg KG	Körpergewicht in kg
KHK	Koronare Herzkrankheit
KI	Kontraindikation
KOD	Kolloidosmotischer Druck
Kps.	Kapseln
Krea.	Kreatinin
LAD	Left anterior descending coronary artery

LAP	Leucinaminopeptidase
LCA	Left coronary artery
LD	Letale Dosis
LDH	Laktatdehydrogenase
LFP	Leberfunktionsproben
LSB	Linksschenkelblock
M	Männer
MAP	Mittlerer arterieller Druck
MCT	Middle chain triglycerides
Mg	Magnesium
MI	Myokardinfarkt
MRC	Medical research council
MS	Mitralstenose
Na	Natrium
NaBic.	Natriumbikarbonat
NaCl	Natriumchlorid(lösung, physiologische)
NADST	Nichtazidotische diabetische Stoffwechsel-entgleisung
NMR	Kernspintomographie
NNR	Nebennierenrinde
NSAR	Nicht-steroidale Antirheumatika
NW	Nebenwirkungen
OGT	Oraler Glukosetoleranztest
OP	Operation
PCWP	Pulmonary capillary wegde pressure
PCTH	Polychemotherapie
PEEP	Positive end-expiratory pressure
Phos.	Phosphat
p.o.	Per os
PRIND	Progr. reversibles ischämisches neurologisches Defizit
Prot.	Protein
PSVT	Paroxysmale supraventrikuläre Tachykardie
PT	Quick-Wert
PTC	Perkutane transhepatische Cholangiographie
PTH	Parathormon
PTT	Partielle Thromboplastinzeit
RCA	Right coronary artery
REM	Rapid eye movements
RF	Raumforderung
RG	Rasselgeräusche
RIA	Radioimmunoassay
Rö.	Röntgenaufnahme
RR	Blutdruck
RSB	Rechtsschenkelblock
rt-PA	Gewebe-Plasminogen-Aktivator

SAB	Subarachnoidalblutung
s. c.	Subkutan
SHT	Schädel-Hirn-Trauma
SIADH	Syndrom der inadäquaten ADH-Ausschüttung
s. l.	Sublingual
SLE	Systemischer Lupus erythematodes
SMA	Antikörper gegen glatte Muskulatur
SS	Schwangerschaft
Stad.	Stadium
Tbc	Tuberkulose
TD	Toxische Dosis
TEG	Thrombelastogramm
TIA	Transitorisch ischämische Attacke
TMPS	Co-Trimoxazol
TZ	Thrombinzeit
U	Units
UB	Unterbauch
US	Ultraschall
VES	Ventrikuläre Extrasystolen
VH	Vorhof
VHF	Vorhofflimmern
VK	Vitalkapazität
VSD	Ventrikelseptumdefekt
WPW	Wolff-Parkinson-White(-Syndrom)
ZVD	Zentralvenendruck

1. Kardiovaskuläre Notfälle

1.1. Herz-Kreislauf-Stillstand (Reanimation)

Klinik:
- Patient bewußtlos.
- Pulse (Karotis/Femoralis) nicht tastbar.
- Schnappatmung → Atemstillstand.
- Pupillen reaktionslos → eng → weit → entrundet.

Sofortmaßnahmen:

- Atemwege freimachen (Absaugen, Prothesen entfernen etc.).
- Beatmen: Ambubeutel-Maskenbeatmung (100% Sauerstoff, leicht hyperventilieren).
- Zirkulation: Herzmassage.
- Intubieren (prüfen ob beide Lungen beatmet werden).
- EKG schreiben.

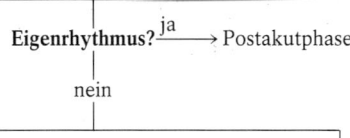

Eigenrhythmus? $\xrightarrow{\text{ja}}$ Postakutphase

nein

Asystolie:
1 ml *Suprarenin* (A u. D) i. v. oder 2 mg auf 10 ml verdünnt über den Trachealtubus abwechselnd mit Herzmassage, alle 5 min wiederholen, bis sich Erfolg einstellt. Bei ausbleibendem Erfolg Schrittmacher legen (V. subclavia, transthorakal, Ösophagus).

Kammerflimmern:
Defibrillieren (200 – 300 – 360 Joule). Bei ausbleibendem Erfolg 1 mg Adrenalin (1 ml *Suprarenin* [A u. D]) i. v. oder 2 mg Adrenalin verdünnt intratracheal verabreichen und defibrillieren. Bei Erfolglosigkeit 5 ml *Xylocain* 2%ig i. v. und defibrillieren. Bei weiterer Erfolglosigkeit kann Adrenalin alle 5 min und *Xylocain* bis zu 300 mg gegeben werden, jeweils von Defibrillationsversuchen gefolgt. Dazwischen Herzmassage und Beatmung.

Postakutphase:
(Ziel: Stabilisierung der Zirkulation und Protektion der vitalen Organe).
- (Zentral)venöse Leitung legen, 500 ml Glukose 5 %ig anhängen.
- Azidosekorrektur mit 1 ml/kg KG NaBic. i. v. Danach je nach BGA. (Azidose langsam ausgleichen, Bikarbonat nicht mit Sympathikomimetika über die gleiche Leitung infundieren!)
- Antiarrhythmische Therapie:
  Bei Zustand nach Kammerflimmern, VES, MI etc.: 2–4 mg *Xylocain*/min als Dauertropf. Bei Bradykardie: 0,5–2 mg Atropin i. v. bzw. Interimschrittmacher legen.
- Bei Blutdruckabfall: 200 mg Dopamin + 250 mg Dobutamin *(Dobutrex)* in 50 ml NaCl über Motorspritze beginnend mit 3–6 ml/h i. v. Ggf. Volumensubstitution.
- Hirnödemprophylaxe: 250 mg Prednisolon *(Solu-Dacortin* [CH u. A], *Solu-Decortin-H* [D]*)* i. v. Bei maschineller Beatmung leicht hyperventilieren (pCO_2: 30–35 mmHg).

Kontrollen:
Intensivmedizinische Überwachung. Labor (BZ, Elektrolyte, Krea., Harnstoff, GOT, BB, BGA, Gerinnungstatus), RR, ZVD, EKG, Stundenharnvolumen, Thorax-Rö. (Subklavia- und Tubuslage? Pneu? Lungenödem?), neurol. Konsiliar.

1.2. Myokardinfarkt

Klinik:
- Schmerzen (retrosternal, in einem oder beiden Armen, in Epigastrium, Unterkiefer oder Rücken ausstrahlend; oft nur Druckgefühl).
- Angst (Vernichtungsgefühl; Unruhe deutet auf Absinken des HMV hin).
- Brechreiz bis heftiges Erbrechen (vor allem bei HWI).
- Atemnot (auch ohne Herzinsuffizienz).
- Kollapsneigung (Blässe, kalter Schweiß, Synkope, kardiogener Schock).

Sofortmaßnahmen:
- 2 Hübe Nitrospray.
- Sauerstoff (4 l/min).
- Leitung legen.

Untersuchungen:
- Erstuntersuchung: RR, EKG, BB, Na, K, BZ, Krea., CPK (MB).

- Zusatzuntersuchungen: GOT, LDH, Mg, BSG, Myoglobin-Latextest, ZVD, Gerinnungsstatus, Blutgruppe, Thorax-Rö.

Therapie:
- Polarisierende Lösung: 500 ml Glukose 10%ig + 8 IE Humaninsulin *Actrapid* + 20 (40) mval K-Bic. über 8–12 Std. i. v. (Bei Diabetikern 12 IE Humaninsulin *Actrapid*.)
- Schmerzbekämpfung und Sedierung: 10 mg Morphin + 10 mg *Valium* in 100 ml NaCl als Kurzinfusion i. v. (Cave RR-Abfall! Bei RR$_{syst.}$ < 100 mmHg sowie bei ausgeprägtem Vagotonus Pentazocin 30 mg (*Fortral* [A u. D], *Fortalgesic* [CH]) anstelle des Morphin; kein *Valium*. Oder 0,2 mg Buprenorphin (*Temgesic*) s.l.
- Nitrate: 10 mg Nitroglyzerin (*Nitronal* [A. u. CH], *Trinitrosan* [D]) in 50 ml NaCl über Motorspritze unter ständiger RR-Kontrolle i. v.; mit 4 ml/h beginnen. Dosisreduktion wenn RR$_{diast.}$ ≤ 80 mmHg. Infusionsabbruch bei RR$_{syst.}$ ≤ 100 mmHg. Oder perkutanes Nitropräparat (*Nitroderm TTS*).
- β-Blocker: 5 mg Metoprolol (*Beloc* [A u. D], *Lopresor*) oder Atenolol (*Tenormin*) i. v. Danach 2 × 50 mg/Tag p.o. (KI: Herzinsuffizienz, AV-Block, RR$_{syst.}$ < 110 mmHg, Bradykardie).
- Fibrinolyse: Nur bei gesichertem Infarkt (EKG!) und Therapiebeginn innerhalb 4 Std. nach Schmerzbegin. Vorbereitung, Kontrollen und KI s. S. 69.
  • 5000 IE Heparin i. v. Danach 1,5 Mill. IE Streptokinase über 60 min i. v. (oder 2 Mill. IE Urokinase) i. v.; unmittelbar anschließend Vollheparinisierung (beginnen mit 1000 IE/h, Dosis jeweils um 200 IE/h steigern bis PTT auf 2fachen Basalwert angestiegen ist).
  oder
  • rt-PA-Therapie: 10 mg rt-PA (*Actilyse*) langsam i. v., anschließend 50 mg mittels Motorspritze über 60 min i. v. Danach 40 mg rt-PA über weitere 2 Std. i. v. (insgesamt 100 mg rt-PA). Anschließend Vollheparinisierung (s. oben).
  Kontrolle von Fbg., TZ und PTT nach 1, 3, 12 und 24 Std. (KI beachten!)
- Diät: Die ersten 6 Std. nur Flüssigkeiten. Danach mehrere kleine Mahlzeiten, 1000–1500 kcal/Tag (Na-arm, cholesterinarm, MCT-reich); evtl. parenterale Ernährung (s. S. 62).
- Gleitmittel bzw. milde Laxanzien: z. B. *Agaffin* [A] oder *Agarol* 2–3 × 1 Eßl./Tag.

Diagnose:
- EKG: Infarktzeichen: ST-Hebung, neg. T, Nekrose-Q.

Infarktzeichen	Lokalisation	Gefäßläsion
II, III, aVF	inferior (posterior)	RCA post. desc. oder Cx
V1−2 (hohes R)	echt posterior	RCA post. desc.
V2−4	anteroseptal	LAD distal
V1−4	anteroseptal	LAD proximal
I, aVL	lateral (hoch)	LCA R.marginalis
V3−5	anterior	LAD
V3−6, I, aVL	anterolateral	RCA proximal
V5−6, II, III aVF	posterolateral	

- Enzymanstieg:
  CPK > 60 U/l (F) bzw. > 80 U/l (M) und/oder
  CK-MB > 10 U/l bzw. > 6% (F+M) und/oder
  Myoglobin > 90 µg/l.

Komplikationen:
(Meist innerhalb der ersten 24−48 Std. auftretend).
- Rhythmusstörungen (Bradykardie, AV-Block, VES, Kammerflimmern, VHF).
- Pericarditis epistenocardica.
- Aneurysma.
- Herzinsuffizienz.
- Kardiogener Schock.
- Herzwand-/Septumruptur, Herzbeuteltamponade.
- Hypertone Entgleisung.

Differentialdiagnose:
- **CPK-Anstieg:** Skelettmuskel: (Muskelkater, Training, Sturz, Operation, Rhabdomyolyse, langes Liegen, i. m. Injektionen, Muskeldystrophie, hohe Muskelmasse, Vergiftungen). ZNS: (Apoplex, Leistungssport u. a., CPK-BB steigt, langsamer CPK-Abfall). Schilddrüse: (Hypothyreose).
- **GOT-Anstieg:** Stauungsleber, Lungenembolie, Neoplasien, Medikamente (Ovulationshemmer, Clofibrat u. a.), Schock, Zustand nach Operationen, Tachykardie (> 140/min, länger als 30 min.), Skelettmuskelschaden.
- **LDH-Anstieg:** Hämolyse, ZNS-Schädigung, Neoplasien, entzündliche Krankheiten, Schock, Lungenembolie, Myokarditis, Kardioversion, Herzkatheteruntersuchung.
- **EKG-Veränderungen:** Pseudoinfarktzeichen bei LSB, WPW-Syndrom, Herzwandaneurysma, Perikarditis (kein Q!), intrakranieller Druckanstieg, Rechtsherzhypertrophie (R/S > 1, Abweichung der Herzachse!), Pankreatitis (DD: HWI).

– **Klinik:** Lungenembolie, Pneumothorax, Aneurysma dissecans, Perikarditis, Pleuritis, Interkostalneuralgie, Herpes zo-
ster, akutes Abdomen etc.

Kontrollen:
Intensivmedizinische Überwachung, Flüssigkeitsbilanz, EKG,
Elektrolyte, CPK, GOT, LDH und BB, evtl. Gerinnungsstatus
täglich.

Auslösende Faktoren:
– Sympathikusstimulation, Streß.
– Körperliche/seelische Belastung.
– Plötzliche Kälteexposition.
– Üppige Mahlzeit.
– REM-Schlaf, Aufwachphase.
– Operationen, invasive Untersuchungen.

Kontraindiziert sind:
– Digitalis (außer bei tachykardem VHF).
– Sympathikomimetika (außer im kardiogenen Schock).
– Dihydralazin *(Nepresol)*, Diazoxid *(Hypertonalum* [A u. D],
Hyperstat [CH], *Proglycem*).
– i.m. Injektionen (Diagnose!).

1.3. Lungenödem

Klinik:
– Heftigste Dyspnoe.
– Distanzrasseln.
– Gestaute Halsvenen.
– Evtl. kalter Schweiß, Zyanose, roter Schaum vor dem Mund,
3. HT.

Sofortmaßnahmen:
– Oberkörper hoch lagern, Beine tief (Herzbett).
– Nitrospray 2–3 Hübe alle 10 min.
– Sauerstoffsonde 4 l/min.
– Leitung legen, 250 mg Prednisolon *(Solu-Dacortin* [A u. CH],
Solu-Decortin-H [D]) und 40 mg *Lasix* i.v.
– 5–10 mg Morphin s.c. (i.v.).
– Ggf. Intubation und Beatmung + PEEP.

Untersuchungen:
– Erstuntersuchung: RR, EKG, Elektrolyte, CPK.
– Zusatzuntersuchungen: BZ, Krea., BB, EW, BGA, ZVD, Tho-
rax-Rö.

Therapiemöglichkeiten:
- Diuretika: 125–250 mg Furosemid *(Lasix)* i. v.
  Falls kein Ansprechen innerhalb 30 min → 50–100 mg Etha-
  crinsäure *(Edecrin* [A u. CH], *Hydromedin* [D]) i. v.
- Nitroglyzerin 1(−4) mg/h (≈ 10 mg *Nitronal* [A u. CH] in
  50 ml NaCl über Motorspritze beginnend mit 4 ml/h) i. v.
  unter laufender RR-Kontrolle. Bei $RR_{syst.}$ ≤ 100 mmHg evtl.
  in Kombination mit Dobutamin (Dosierung s. unten).
- Morphin 5–10 mg s. c. (i. v.).
- Sauerstoff evtl. vorher durch Alkohol perlen lassen (ent-
  schäumt!).
- Theophyllin-Ethylendiamin 240–480 mg *(Euphyllin)* evtl. in
  100 ml NaCl als Kurzinfusion langsam i. v.
- Alkalisieren bzw. Azidoseausgleich mit NaBic. (BGA-Kon-
  trolle!).
- 250 mg Prednisolon *(Solu-Dacortin* [A u. CH], *Solu-Decortin-
  H* [D]) i. v. Bei toxischem Lungenödem evtl. höher dosieren
  und zusätzliche Inhalation von Kortikoiden.
- Digitalis: z. B. *Lanitop* i. v. Bei tachykardem VHF besser
  Digimerck i. v. (KI: Hypokaliämie, Mitralstenose).
- Bei RR-Abfall: Dobutamin 2,5–10 µg/kg KG/min (≈ 250 mg
  Dobutrex in 50 ml NaCl über Motorspritze i. v. beginnend mit
  4 ml/h) unter laufender RR- und Frequenzkontrolle.
- Thromboseprophylaxe mit Depotheparin 2 × 7500 E/Tag s. c.
- Blasenkatheter legen.
- Evtl. antibiotische Abschirmung: z. B. Epicillin *(Spectacillin)*
  2 × 2 g/Tag.
- Ggf. Hypertoniebehandlung (s. S. 7).
- CPAP bei ausreichender Spontanatmung; ggf. kontrollierte
  Beatmung + PEEP (Absaugen des intubierten Patienten).

Kontrollen:
Wenn möglich intensivmedizinische Überwachung. RR und Puls
alle 30 min, BGA, Elektrolyte und CPK alle 6 Std.

Differentialdiagnose:
- Asthma bronchiale (trockene RG, bessert sich meist auf
  Euphyllin. Cave: trockene RG beim interstitiellen Lungen-
  ödem!).
- Lungenembolie (Schmerzen, Rechtsherzbelastungszeichen
  im EKG).
- Trachealeinengung, Fremdkörperaspiration (inspiratorischer
  Stridor).

Komplikationen:
– Pneumonie.
– Lungenembolie.
– Herz-Kreislauf-Stillstand.

Auslösende Ursachen:
– Hypertensive Krise.
– Myokardinfarkt, dekompensierte KHK.
– Dekompensierte COCM.
– Rhythmusstörungen (tachykarde/bradykarde).
– Akute Aorteninsuffizienz (Klappenausriß).
– Vorhofmyxom.
– Dekompensierte Mitralstenose/Aortenstenose.
– Toxisches Lungenödem.
– Zerebrales Lungenödem (postiktal, SHT).
– ARDS.
– Zu niedriger KOD.

1.4. Hypertensiver Notfall

Klinik:
– $RR_{syst.}$ > 260 mmHg und/oder $RR_{diast.}$ > 130 mmHg.
– Organkomplikationen (→ hypertensive Krise).
  • Hochdruckenzephalopathie (Kopfschmerz, Schwindel, Sehstörungen, Bewußtseinsstörungen, neurologische Ausfälle).
  • Angina pectoris, Myokardinfarkt, Lungenödem, Aneurysma dissecans.
  • Akutes Nierenversagen.

Sofortmaßnahmen:
– Oberkörper hochlagern.
– 10 mg Nifedipin (*Adalat*) s.l., evtl. nach 15 min wiederholen.
– i.v. Leitung legen.

Untersuchungen:
– Erstuntersuchungen: RR (alle 5 min bis 15 min), EKG, Lunge auskultieren (Ödem?), neurol. Konsiliar (Enzephalopathie?).
– Zusatzuntersuchungen: BZ, Na, K, CPK, Harnstoff, Harnsäure, Lipide, Renin, Aldosteron, Harnstatus, Thorax-Rö., Fundi, Harnkatecholamine, Nieren-Sono etc.

Therapie:
Wenn mit Sofortmaßnahmen keine RR-Abfall-Tendenz innerhalb von 10 min bis 15 min:

- Clonidin 0,075 – 0,15 mg *(Catapresan)* verdünnt langsam
  i.v., kann nach 30 min wiederholt werden.
  Falls erforderlich zusätzlich:
- Dihydralazin 6,25 mg *(Nepresol)*langsam i.v. Wirkungseintritt nach 5 min. Bei ungenügender Wirkung nach 20 min
  noch 6,25 – 12,5 mg i.v. Bei Auftreten einer Tachykardie
  und/oder Stenokardien Gabe eines
- β-Blocker: z.B. Atenolol *(Tenormin)* 5 mg i.v. oder Metoprolol *(Beloc* [A u. D], *Lopresor)* 5 mg i.v. oder Labetalol
  (Trandate) 25 – 100 mg p.o. (Cave KI!).
  Bei nicht ausreichendem Effekt:
- Diazoxid 150 mg *(Hypertonalum* [A u. D], *Hyperstat* [CH])
  i.v. Wirkungseintritt sofort. Evtl. nach 15 min 150 – 300 mg
  wiederholen (KI: alte Patienten).
- Sofern keine KI (z.B. Dehydratation) zusätzlich Furosemid
  40 mg *(Lasix)* i.v.
  Bei ausbleibendem Therapieerfolg:
- Phentolamintest: 5 – 10 mg *(Regitin)* i.v. Wirkt entweder
  sofort (→ Phäochromozytom) oder gar nicht.
  Nur in den verbleibenden **therapieresistenten Fällen:**
- Nitroprussid-Na *(Nipride „Roche"* [A u. CH], *Nipruss* [D u.
  A]): Initialdosis 0,02 mg/min max. 0,6 mg/min. Na-Thiosulfat
  dazumischen (pro mg *Nipride* 1 ml 1%ige Na-Thiosulfat-Lö-
  sung). Nur unter intensivmedizinischer Kontrolle. Blutdruck-
  monitoring nötig! Cave Niereninsuffizienz.
- Ultima ratio: Hämodialyse (bei term. Niereninsuffizienz).

Alternative Therapiemöglichkeiten:
- Urapidil 25 mg *(Ebrantil)* langsam i.v., evtl. nach 5 min wiederholen, wenn erfolgreich, weiter als Dauertropf 2 – 9 mg/h
  unter laufender RR-Kontrolle (wirkt wie Clonidin).
- Nitroglyzerin *(Nitronal* [A u. CH], *Trinitrosan* [D]) 1(–4)
  mg/h i.v. Mittel der Wahl bei Myokardinfarkt und/oder Lungenödem! (10 mg *Nitronal* [A u. CH], *Trinitrosan* [D] in 50 ml
  NaCl über Motorspritze beginnend mit 4 ml/h).

Differentialtherapie:

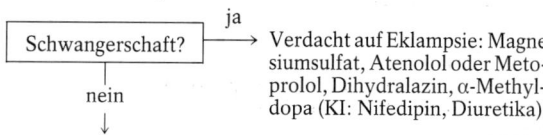

Schwangerschaft? —ja→ Verdacht auf Eklampsie: Magnesiumsulfat, Atenolol oder Meto-
prolol, Dihydralazin, α-Methyl-
dopa (KI: Nifedipin, Diuretika).

nein
↓

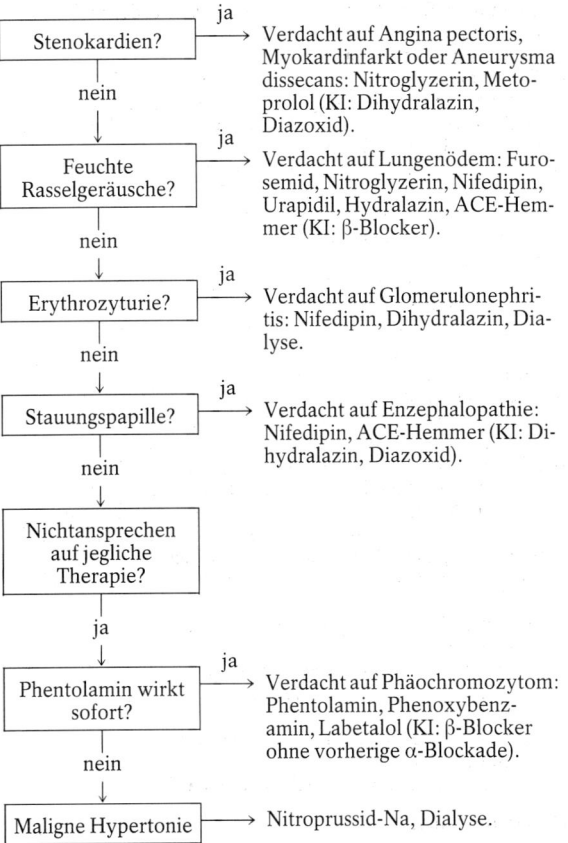

Stenokardien? — ja → Verdacht auf Angina pectoris, Myokardinfarkt oder Aneurysma dissecans: Nitroglyzerin, Metoprolol (KI: Dihydralazin, Diazoxid).

nein

Feuchte Rasselgeräusche? — ja → Verdacht auf Lungenödem: Furosemid, Nitroglyzerin, Nifedipin, Urapidil, Hydralazin, ACE-Hemmer (KI: β-Blocker).

nein

Erythrozyturie? — ja → Verdacht auf Glomerulonephritis: Nifedipin, Dihydralazin, Dialyse.

nein

Stauungspapille? — ja → Verdacht auf Enzephalopathie: Nifedipin, ACE-Hemmer (KI: Dihydralazin, Diazoxid).

nein

Nichtansprechen auf jegliche Therapie?

ja

Phentolamin wirkt sofort? — ja → Verdacht auf Phäochromozytom: Phentolamin, Phenoxybenzamin, Labetalol (KI: β-Blocker ohne vorherige α-Blockade).

nein

Maligne Hypertonie → Nitroprussid-Na, Dialyse.

Auslösende Ursachen:
- Schlecht eingestellte essentielle Hypertonie.
- Clonidin-Entzug, β-Blocker-Entzug.
- Eklampsie.
- Akute Glomerulonephritis.
- Phäochromozytom.
- SHT, zerebrales Aneurysma.

1.5. Schock

Klinik:
Kalter Schweiß, Blässe, Zyanose, Brechreiz, Ruhelosigkeit, Verwirrtheit, Durst, Oligurie (< 25 ml/h).

Sofortmaßnahmen:
– RR und Puls messen → Diagnose (wenn $RR_{syst.} < 90$ mmHg + Puls > 100/min).
– Patient flach lagern, seitliche Lagerung bei Erbrechen.
– Sauerstoffsonde.
– Leitung legen, 250 mg Prednisolon (*Solu-Dacortin* [A u. CH], *Solu-Decortin-H* [D]) i. v.

Untersuchungen:
– Erstuntersuchung: RR, Puls (Monitor), Atemfrequenz, Temperatur, EKG, CPK, Na, K, BB, Thorax-Rö., KOD.
– Zusatzuntersuchungen: Gerinnungsstatus (PT, PTT, Fbg., Äthanoltest), BGA, Laktat, ZVD, Blutkultur bei Fieber.

Therapiemöglichkeiten:
– Prednisolon (*Solu-Dacortin* [A u. CH], *Solu-Decortin-H* [D]) bis zu 1000 mg/Tag i. v. (Ulkusprophylaxe!)
– Dopamin 200 mg + Dobutamin (*Dobutrex*) 250 mg ad 50 ml NaCl über Motorspritze i. v. beginnend mit 3(–15) ml/h. (Ab ca. 5 ml/h nimmt der renale Plasmafluß ab!)
– Volumensubstitution bei hypovolämischem Schock: Humanalbumin 500 ml 5%ig oder *Haemaccel* oder *(Rheo)Macrodex* oder Vollblut (wenn HK < 30) bis ZVD ≈ 10 cm H_2O. (Cave: *Haemaccel* nicht gleichzeitig mit Blutkonserven geben! *Macrodex* kann zu Gerinnungsstörungen führen!).
– Azidosekorrektur mit NaBic. (pH soll > 7,3 sein). Cave K-Abfall bei Alkalisierung. NaBic.-Bedarf (mmol) = BE × kg KG × 0,1.
– Evtl. Theophyllin-Ethylendiamin 240–480 mg (*Euphyllin*) + 10 ml *Sandosten-Calcium* (A u. CH) in 100 ml NaCl als Kurzinfusion (bei anaphylaktischem Schock bzw. Bronchospasmus).
– Heparinisieren bei Lungenembolie (s. S. 25), bei septischem Schock (s. S. 71) oder Verbrauchskoagulopathie (s. S.68).
– Evtl. Adrenalin 1 mg (1 ml *Suprarenin* [A u. D]) in 100 ml NaCl als Kurzinfusion bei anaphylaktischem Schock (kann bis zu 3mal wiederholt werden) oder 4 mg *Suprarenin* (A u. D) in 50 ml NaCl über Motorspritze 3(–15) ml/h i. v. unter EKG- und RR-Kontrolle.
– Antibiotika bei septischem Schock (s. S. 71).

- Ggf. Beatmung (IPPV + PEEP).
- Evtl. Austauschtransfusion bei Fehltransfusion.

Kontrollen:
Intensivmedizinische Überwachung. RR, Puls, ZVD, Temperatur, Atemfrequenz, EKG, BGA, Gerinnungsstatus, Stundenharnvolumen.

Komplikationen:
- Respiratorische Insuffizienz (Schocklunge, ARDS, s. S. 32).
- Akutes Nierenversagen (Schockniere, s. S. 74).
- Gastrointestinale Nekrosen (gesteigerte Bakterientoxinresorption!).

Differentialdiagnose:
- Kardiogener Schock: ⎫ ZVD meist
- Obstruktiver Schock: ⎬ > 7 cm H_2O.
- Hypovolämischer Schock: ⎭
- Distributiver Schock: warme Haut!
  - Anaphylaktischer Schock: Urtikaria,   ⎫ ZVD meist
    Bronchospasmus.   ⎬ < 3 cm H_2O.
  - Septischer Schock: Hyperventilation,
    Fieber, Petechien.
  - Neurogener Schock: ⎭

Auslösende Ursachen:
- Kardiogener Schock: Myokardinfarkt, Aneurysma, Herzwandruptur, Herzklappenruptur, Herzklappenfehler, (MI, AI, VSD, MS), VH-Myxom, li. VH-Thrombus, Kardiomyopathien (COCM, IHSS, HOCM), Myokarditis.
- Obstruktiver Schock: Pulmonalembolie, pulmonale Hypertension, konstriktive Perikarditis, Herzbeuteltamponade, Aorten(isthmus)stenose, Mitralstenose.
- Hypovolämischer Schock: Blutung, Erbrechen, Diarrhoe, diabetische Ketoazidose, NNR-Insuffizienz, Peritonitis, Pankreatitis, Verbrennungen, Aszites, villöses Adenom, Phäochromozytom, Ileus, Ergüsse, CAPD, „salt loosing nephritis", Trauma.
- Distributiver Schock: ARDS, akutes Nierenversagen, akutes Leberversagen, diabetische Ketoazidose, Azidose/Alkalose, hyperosmolares Koma, Medikamente, NNR-Insuffizienz, Hypothyreose, Diabetes insipidus, Polyzythämie, Fettembolie, Sichelzellanämie.
- Anaphylaktischer Schock: Anaphylaxie auf Medikamente, Kontrastmittelexposition, Insektenstiche.

– Septischer Schock: Endotoxämie, „toxic shock syndrome"
  (s. S. 71).
– Neurogener Schock: SHT, Enzephalitis.

1.6. Perikarderguß

Klinik:
– Stenokardien (Schmerzen beim Einatmen stärker, beim Aufsetzen besser).
– Atemnot, gestaute Halsvenen.
– RR-Abfall, evtl. Schock, evtl. Synkope.
– Pulsus paradoxus ($RR_{syst.}$ im Exspirium > 10 mmHg größer als im Inspirium) bei Herzbeuteltamponade. Evtl. elektromechanische Dissoziation.
– Tachykardie, leise Herztöne, evtl. 3. HT.

Untersuchungen:
RR (↓), EKG (Niedervoltage, elektr. Alternans, evtl. Perikarditiszeichen), BB, BZ, Na, K, CPK, ZVD, Thorax-Rö., Notfallechokardiographie, herzchirurgischer Konsiliar, (Gerinnungsstatus, Blutgruppe, Kreuzversuch).

Therapie:
– Bei Schockzeichen: 200 mg Dopamin + 250 mg Dobutamin *(Dobutrex)* ad 50 ml NaCl mittels Motorspritze i. v. beginnend mit 4 ml/h. Volumensubstitution.
– Bei Schmerzen: 4 × 25 mg Indometacin *(Indocid* [A u. CH], *Amuno* [D])/Tag und/oder 2 × 60 mg Kodein *(Tricodein)*/Tag p. o.
– Bei gesichertem Erguß (Echokardiographie!) Perikardiozentese oder Perikardiostomie. (Rasche Indikationsstellung, wenn $RR_{syst.}$ < 90 mmHg und/oder Jugularvenendruck > 10 cmH$_2$O.)
– Perikardpunktion nur bei vitaler Indikation (Herzbeuteltamponade): Patient in halbsitzender Rückenlage, Punktionsnadel mittels Krokodilklemme ans EKG anschließen, sterile Punktion zwischen Xiphoid und linkem Rippenbogen unter Aspiration Richtung rechter Schulter. Bei EKG-Veränderungen (VES) Nadelspitze etwas zurückziehen. Aspirierte Flüssigkeit bakteriologisch und zytologisch untersuchen lassen.

Ursachen:
– Perikarditis (Tbc, Viren, Bakterien, Urämie, Neoplasie, posttraumatisch).
– Myokardinfarkt (Ruptur, Dressler-Syndrom).
– Aneurysma dissecans.

– Trauma (Unfall, Schrittmacher, Angiographie, Subklaviaka-
  theter).

Differentialdiagnose:
– Lungenembolie.
– Akutes Cor pulmonale.
– Konstriktive Perikarditis.
– Rechtsventrikulärer Myokardinfarkt.

1.7. Aneurysma dissecans

Klinik:
– Heftiger Schmerz, meist retrosternal mit Ausstrahlung in den
  Hals und beide Beine, oft nur „Rückenschmerzen", evtl.
  abdominale Schmerzen oder ganz schmerzlos.
– Evtl. vorausgehende Synkope, Schock oder Myokardinfarkt.
– Systolische RR-Differenz zwischen re./li. Arm bzw. Armen
  und Beinen > 20 mmHg (fehlt häufig).
– Evtl. Aorteninsuffizienzzeichen (große RR-Amplitude, Dia-
  stolikum über Aortenklappe und Erb-Punkt).
– Evtl. Pulsationen über Sternoklavikulargelenk.

Sofortmaßnahmen:
– Absolute Bettruhe, Vorsicht bei Umlagerung.
– Leitung legen, Blutabnahme.

Untersuchungen:
RR (beide Arme und Beine), Thorax-Rö., US (Doppelkontur der
Aortenwand), CT, Angiographie (→ Diagnose), EKG, BB, Na,
K, BZ, CPK, Gerinnungsstatus, Blutgruppe, Kreuzversuch.

Therapie:
– Bei Schmerzen: 10 mg Morphin + 10 mg *Valium* in 100 ml
  NaCl als Kurzinfusion. (Bei Hypotonie besser Pentazocin
  (*Fortral* [A u. D], *Fortalgesic* [CH] in 100 ml NaCl i. v.).
– Bei hohem RR: Propranolol 1(−3) mg i. v. (*Inderal* [A u. CH],
  Dociton [D]), oder Nitrate (*Nitronal* [A u. CH], *Trinitrosan*
  [D] oder Urapidil *(Ebrantil)* etc. (s. S. 7). $RR_{syst.}$ soll zwischen
  100–120 mmHg liegen.
– Evtl. Digitalisierung.
– Chirurgische Therapie vor allem bei Aneurysma dissecans
  der Aorta ascendens (KI: Koma + Hemiplegie, Herzinfarkt +
  kardiogener Schock, Nierenarterien vom Dissekationskanal
  her versorgt, lebensbedrohliche Begleiterkrankungen).

Kontrollen (wenn keine sofortige OP):
Regelmäßige BB-Kontrollen (Hb-Abfall?), RR, Puls, ZVD, intensivmedizinische Überwachung, Thorax-Rö., Sonographie.

Differentialdiagnose:
- Myokardinfarkt (EKG, Enzyme).
- Perikarditis (EKG, BB, Perikardreiben).
- Pneumothorax (hypersonorer Klopfschall, Atemgeräusche ↓, Thorax-Rö.).
- Pulmonalembolie (EKG, Tachykardie, Tachypnoe, Lungenscan).

Komplikationen:
Ruptur mit
- Herzbeuteltamponade,
- kardiogenem Schock,
- Hämatothorax,
- Hämaskos,
- Nierenversagen.

Ursachen:
- Marfan-Syndrom.
- idiopathische Medianekrose.
- Lues.
- Arteriosklerose.
- Hypertensive Krise.
- Aortenisthmusstenose.

Einteilung:
- Typ A: Aneurysma dissecans der Aorta ascendens (Letalität ca. 65%).
- Typ B: Aneurysma dissecans der Aorta descendens (Letalität ca. 25%).

1.8. Synkope

Definition:
Plötzlich auftretender vorübergehender Bewußtseinsverlust mit Verlust der aufrechten Haltung.

Untersuchungen:
- Erstuntersuchung: RR, EKG + langer Streifen, Orthostasetest, Auskultation (Aortenstenose? Karotisströmungsgeräusch?), BB, BZ, Na, K, CPK, GOT, Karotisdruckversuch (KI: Herzinfarkt, AV-Block).

– Zusatzuntersuchungen: BGA, neurologischer Konsiliar
  (drop-attack?), unfallchirurgischer Konsiliar (Sturzverlet-
  zung?), Langzeit-EKG.

Ursachen, Diagnose, Therapie:
1. Kardiale Synkope: Blässe, Schweißausbruch, Nausea (Auf-
nahmeindikation!).
– Hypersensitiver Karotissinus (> 3 sec. Pause im Karotis-
  druckversuch).
– SA-Blockierungen, AV-Blockierungen (EKG).
– Bradyarrhythmie (Digitalisspiegel?, Thyroxin?).
– Tachyarrhythmien (EKG? Präexzitationssyndrome? Lun-
  genembolie? Thyroxin?).
– Myokardinfarkt (EKG? CPK/GOT < 10).
– Lungenembolie (Tachypnoe, Tachykardie, respiratorische
  Alkalose).
– VH-Myxom (Echokardiographie!).
– Aortenstenose (Systolikum über Aortenklappen + Karoti-
  den, Synkope bei Belastung).
– Medikamente (Chinidinsynkope, Nitrosynkope etc.).
2. Reflexsynkope: Vasovagale Reaktion (meist keine Auf-
nahmeindikation).
– Hustensynkope,
– Defäkationssynkope,
– Miktionssynkope,
– Glossopharyngealneuralgie,   } meist keine Therapie
– Schlucksynkope,   nötig
– Vasodepressorsynkope
  (Angst, Schmerz, Hitze):
3. Orthostatische Hypotonie: Positiver Orthostasetest, meist
kein Schweißausbruch.
– Sympathotone Hypotonie (chronischer Streß- und Trainings-
  mangel, Medikamente, Morbus Addison, Elektrolytentglei-
  sung, Exsikkose etc.).
– Asympathikotone Hypotonie (autonome Neuropathie, z.B.:
  Diabetes mellitus etc.).
Bei wiederholten Synkopen ist stationäre Abklärung angezeigt.

Differentialdiagnose:
– Drop-attack bei vertebrobasilärer Insuffizienz (meist kein
  Bewußtseinsverlust, neurologischer Konsiliar).
– Epilepsie (Zungenbiß? Stuhl- und Harnabgang? Neurologi-
  scher Konsiliar).
– Hyperventilationstetanie (langsamer Beginn, Parästhesien
  der Hände und Füße, psychiatrischer Konsiliar).

- Apoplektischer Insult und TIA (evtl. CPK ↑ , Seitenzeichen, neurologischer Konsiliar).
- Subclavian-steal-Syndrom (Angiographie).
- Schädel-Hirn-Trauma (langsame Erholung, Amnesie, Nausea).
- Hypoglykämie (Heißhunger? Langsamer Beginn).
- Anämie (Tachykardie? Hb?).
- Aneurysma dissecans (Schmerzen? Thorax-Rö., Abdomen-US!).

1.9. Paroxysmale supraventrikuläre Tachykardie

Klinik:
Rasender Puls, meist Unruhe, evtl. Schwindel, evtl. Harndrang.

Sofortmaßnahmen:
- Patient flach, Beine hoch lagern.
- Vagusstimulation unter EKG-Kontrolle (Valsalva-Manöver, Eiswasser trinken lassen, Tauchreflex, Karotismassage etc.; KI: AV-Block, Myokardinfarkt, Sick sinus).
- Leitung legen.

Untersuchungen:
- RR, EKG + langer Streifen, evtl. Elektrolyte.

Therapiemöglichkeiten:
Antiarrhythmika immer unter EKG-Kontrolle (Monitor) langsam i. v. Nach jedem Therapieversuch ca. 10 min zuwarten. Evtl. Vagusmanöver wiederholen. Therapiestopp sobald sich Erfolg einstellt.
- Verapamil 5 mg *(Isoptin)* auf 10 ml verdünnt i. v. (KI: Vormedikation mit β-Blockern). Falls erfolglos nach 10 min wiederholen. Wenn erfolglos:
- Ajmalin 50 mg *(Gilurytmal)* i. v. (Bei Verbreiterung der Kammerkomplexe sofort aufhören!.) Falls erfolglos, nach 15 min mit halber Dosis wiederholen (1. Mittel der Wahl bei Präexzitationssyndrom). Wenn erfolglos:
- Propafenon 70 mg (*Rytmonorma* [A], *Rytmonorm* [D u. CH]) i. v.
- Ultima ratio: Schrittmacher oder Kardioversion.

Alternative Therapiemöglichkeit:
Propranolol (*Inderal* [A u. CH], *Dociton* [D]) 1−3 mg i. v. (nicht in Kombination mit Verapamil!).

Differentialdiagnose:
- Sinustachykardie (Sinus-P, P-P-Abstände und R-R-Abstände regelmäßig).

- Tachykardes VH-Flimmern (P nicht sicher sichtbar, R-R-Abstände arrhythmisch).
- Tachykardes VH-Flattern (P sägezahnartig, R-R-Abstände rhythmisch 2:1, 3:1 etc. Frequenz meist ~150/min).
- Multifokale atriale Tachykardie (mind. 3 verschiedene P-Wellen, R-R-Abstände arrhythmisch).
- Kammertachykardie (QRS > 0,12, Frequenz > 170, DD: Paroxysmale supraventrikuläre Tachykardie mit aberrierender Überleitung).

1.10. Kammertachykardie

Klinik:
- Schwindel, Unruhe, evtl. Synkope, evtl. Bewußtlosigkeit.

Sofortmaßnahmen:
- EKG (Monitor) anschließen.
- Leitung legen, 5 ml *Xylocain* (2%ig) als Bolus i.v.
- Wenn erfolglos, Patient bewußtlos und pulslos → synchrone Kardioversion.

Untersuchungen:
- K, Na, BZ, CPK, GOT, BGA, EKG.

Therapiemöglichkeiten (bei bewußtseinsklarem Patienten):
- 100 mg Lidocain (= 5 ml *Xylocain* 2%ig) langsam i.v. (kann notfalls auch i.m. oder über den Trachealtubus gegeben werden). Bei Erfolg 40 ml *Xylocain* 2%ig in 500 ml Glukose über 4–12 h i.v. (≈ 1–4 mg/min) **oder**
250 mg Mexiletin (= 10 ml *Mexitil*) in 100 ml NaCl über 10 min i.v. Bei Erfolg 250 mg über 1 h, dann 250 mg über 2 h (≈ 2 mg/min), danach evtl. 250 mg über 4 h (≈ 1 mg/min). Bei Erfolglosigkeit:
- 50 mg Ajmalin *(Gilurytmal)* langsam i.v. **oder**
70–140 mg Propafenon *(Rytmonorma* [A], *Rytmonorm* [D u. CH]) langsam i.v. Bei Erfolg: 0,5–1 mg/min i.v. (In der Regel nicht mehr als 2 Antiarrhythmika geben!) Wenn erfolglos:
- Ventrikelstimulation (wenn möglich) bzw. Kardioversion in Kurznarkose (synchron, beginnend mit 50 Ws nach jedem mißglückten Versuch Wattzahl verdoppeln). Bei erfolgloser Kardioversion 150–300 mg Amiodaron *(Sedacoron* [A], *Cordarex* [D], *Cordarone* [CH]) i.v. und Kardioversion wiederholen. Frühzeitige Kardioversion bei Herzinsuffizienz,

Blutdruckabfall oder Myokardischämie. Bei Pulslosigkeit Therapie wie bei Kammerflimmern.
- Behandlung der Ursache.

Differentialdiagnose:
- Torsades de pointes.
- Supraventrikuläre Tachykardie mit aberrierender Überleitung (WPW-Syndrom) bzw. Schenkelblock.
- Langsame Kammertachykardie, idioventrikulärer Rhythmus (häufig bei Myokardinfarkt; Therapie: Atropin!).

Kontrolle:
Intensivmedizinische Überwachung!

Auslösende Ursachen (meist vorausgehende VES):
- KHK, Myokardinfarkt, Kardiomyopathie, Myokarditis.
- Mitralklappenprolapssyndrom.
- Long-QT-Syndrom.
- Medikamente: Überdigitalisierung, Antidepressiva etc.
- Hypokaliämie.

Komplikationen:
- Kammerflimmern.
- Plötzlicher Herztod.

Kontraindiziert:
- Digitalis.

1.11. Akut auftretende ventrikuläre Extrasystolie

Klinik:
- Oft symptomlos, gelegentlich „Herzstolpern", arrhythmischer Puls.
- Evtl. Herzinsuffizienz.

Untersuchungen:
EKG, RR, BZ, Na, K, CPK, Entzündungsparameter, Temperatur, Digitalisspiegel, ggf. intensivmedizinische Überwachung.

Therapieindikationen:
(umstritten, auch abhängig vom subjektiven Wohlbefinden des Patienten)
1. > 10 VES/min,
2. polytope VES,
3. ventrikuläre Salven,
4. „R-auf-T"-Phänomen.

Therapiemöglichkeiten:
(Cave: außer Atropin wirken alle Antiarrhythmika negativ ino-
trop! Nicht mehr als 2 Antiarrhythmika geben!)
– 100 mg Lidocain (5 ml *Xylocain* 2%ig) langsam i.v. Bei
  Erfolg Lidocain 1–4 mg/min als Dauertropf.
  Oder: 250 mg Mexiletin *(Mexitil)* in 100 ml NaCl über 10 min
  i.v. Bei Erfolg 250 mg über 60 min, danach 250 mg über
  2–4 h (≈ 1–2 mg/min) i.v. (Cave: AV-Block, Bradykardie,
  RR ↓, Herzinsuffizienz.)
– 70–140 mg Propafenon (*Rytmonorma* [A], *Rytmonorm* [D
  u. CH]) langsam i.v. Bei Erfolg 0,5–1 mg/min als Dauertropf.
  (Cave: Herzinsuffizienz, Bradykardie, RR ↓.)
– 150 mg Amiodaron (*Sedacoron* [A], *Cordarex* [D], *Cordarone* [CH]) in 40 ml Glukose 5%ig über 15 min i.v. Bei Erfolg:
  2,5–5 mg/kg KG bis max. 600–1200 mg/24 h, baldmöglichst
  oral geben, beginnend mit 3 × 1 Tbl./Tag. (Cave: Bradykardie, AV-Block.)
– Atropin 0,5–1 mg i.v. (nur bei Bradykardie + Ersatzextrasy-
  stolen).

Kontraindiziert:
Sympathikomimetika (*Alupent* etc.).

Schweregrade nach Lown:
– I   monotope VES < 30/h,
– II   monotope VES > 30/h,
– III   polytope VES,
– IV a gekoppelte VES (Salven),
– IV b ventrikuläre Tachykardie,
– V   früh einfallende ventrikuläre Extrasystolen (R auf T).

Ursachen:
– KHK (akuter Myokardinfarkt).
– Myokarditis, Kardiomyopathie.
– Hypo-/Hyperkaliämie.
– Überdigitalisierung.

1.12. AV-Blockierungen

Klinik:
– Evtl. Synkope, Schwindelgefühl, Bewußtseinstrübung, Un-
  ruhe.
– Evtl. Bradykardie.

Diagnose:
- AV-Block II, Typ I:
  PQ-Zeit zunehmend länger werdend, R-R-Abstände unregelmäßig.
- AV-Block II, Typ II:
  PQ-Zeit konstant, R-R-Abstände regelmäßig, überzählige (nicht übergeleitete) P-Wellen.
- AV-Block III:
  P-P-Abstände regelmäßig,
  R-R-Abstände regelmäßig,
  PQ-Zeit variabel,
  VH-Aktion schneller als Kammeraktion.

Differentialdiagnose:
AV-Dissoziation (wie AV-Block III, nur Kammerfrequenz schneller als VH-Frequenz).

Untersuchungen:
K, Na, BZ, Digitalisspiegel, CPK, GOT, RR, EKG.

Therapie:
- Keine Akuttherapie, wenn keine Beschwerden, keine Herzinsuffizienz und Herzfrequenz > 40/min ist. Patient überwachen und ggf. Indikation für permanenten Schrittmacher stellen.
- Orciprenalin 0,5 mg (1 ml *Alupent*) in 100 ml NaCl als Kurzinfusion unter EKG- und RR-Kontrolle i.v. Anschließend 10 mg *Alupent* in 50 ml NaCl über Motorspritze 2–10 ml/h i.v.
- Evtl. anstelle des *Alupent* Atropin 0,5 bis max. 2 mg i.v. (Cave: paradoxe Reaktion auf Atropin; KI: bei AV-Block II, Typ II und AV-Block III. Bei Herzinfarkt wird Atropin allerdings besser toleriert als *Alupent*) oder Ipratropiumbromid (*Itrop* [A u. D]) 0,5 mg i.v., danach 2 × 1 Tbl./Tag (wirkt länger als Atropin).
- Frühzeitiger Interim-Schrittmacher bei AV-Block III, Kammerfrequenz < 40, Herzinsuffizienz, Synkopen, Bewußtseinstrübung oder Myokardinfarkt.

Komplikationen:
- Herzinsuffizienz.
- Plötzlicher Herztod.
- Verwirrtheitszustände.

Ursachen:
- KHK (Myokardinfarkt).
- Medikamente: Digitalis, β-Blocker, Antiarrhythmika.

Kontraindiziert sind:
– Digitalis.
– β-Blocker.
– Antiarrhythmika.

1.13. Bradykardie

Klinik:
– Herzfrequenz < 50–60/min, oft arrhythmisch.
– Evtl. Schwindel, allgemeine Verlangsamung, Somnolenz.
– Evtl. Synkope, Myokardinfarkt, Herzinsuffizienz.

Untersuchungen:
EKG, RR, K, Na, BGA, Digitalisspiegel, FT 4.

Therapie unter EKG-Kontrolle (Monitor):
– Atropin 0,5–2 mg i. v. (bei Erfolg: 0,5 mg alle 4–6 h s. c. oder
  Bellanorm (A) 3 × 1–2 Drag., KI: AV-Block II-III, Ileus) **oder**
  Ipratropiumbromid 0,5 mg i. v. (*Itrop* [A u. D]), danach 2 ×
  1 Tabl./Tag (wirkt länger als Atropin). Bei ausbleibendem
  Erfolg:
– Orciprenalin 0,5–1 mg (1–2 ml *Alupent*) in 100 ml NaCl als
  Kurzinfusion unter EKG- und RR-Kontrolle (bei Erfolg:
  10 mg *Alupent* in 50 ml NaCl über Motorspritze 2–10 ml/h
  i. v.). Bei ausbleibendem Erfolg:
– Interimschrittmacher frühzeitig legen (vor allem bei Herzin-
  farkt, Herzinsuffizienz, Zustand nach Synkope, Bradykar-
  die-Tachykardie-Syndrom, Herzfrequenz < 40/min).
– Ggf. Therapie einer → Digitalisintoxikation (s. S. 102).
– Ggf. Therapie einer → Hypothyreose (s. S. 38).
– Ggf. Therapie einer → Hyperkaliämie (s. S. 79).

Komplikationen:
– Plötzlicher Herztod.
– Herzinsuffizienz.
– Embolie (Bradykardie-Tachykardie-Syndrom).
– Synkopen.

Auslösende Ursachen:
– KHK (Myokardinfarkt, Sick-Sinus-Syndrom, Bradykardie-
  Tachykardie-Syndrom).
– Hyperkaliämie.
– Digitalisintoxikation.
– Hypothyreose.

1.14. Akuter peripherer Arterienverschluß

Klinik:
– Plötzlicher Schmerz, Taubheitsgefühl, Kälte, Blässe (oft scharf demarkiert).
– Pulslosigkeit distal des Verschlusses. (Cave: tastbarer Puls schließt arteriellen Verschluß nicht aus!)

Sofortmaßnahmen:
– Extremität tief lagern, Vermeidung von Druckstellen.
– Leitung legen, Blutabnahme (Gerinnungsstatus).
– 5000 IE Heparin i. v.

Untersuchungen:
BB, BZ, Na, K, Gerinnungsstatus, RR, Doppler-US, Oszillometrie, gefäßchirurgischer Konsiliar, evtl. Vorbereitungen für Streptokinasetherapie (s. S. 69).

Therapie:
– Analgetika: Pethidin 50 mg (1 ml *Dolantin*) langsam i. v., bei niedrigem RR besser Pentazocin (*Fortral* [A u. D], *Fortalgesic* [CH]) 15–30 mg langsam i. v.
– Operative Embolektomie (in Lokalanästhesie) möglichst innerhalb von 6 Std. **oder**
– evtl. systemische Fibrinolyse (s. S. 69) indiziert bei Nicht-Durchführbarkeit einer lokalen Fibrinolyse, bei Operations-KI bzw. bei peripheren Gefäßverschlüssen mit ausreichender Kollateralenversorgung **oder**
– evtl. Heparintherapie: 1000 IE/h, Dosis jeweils um 200 IE/h steigern bis PTT auf 2,5fachen Ausgangswert ansteigt, evtl. in Kombination mit *Rheomacrodex*.

Kontraindiziert:
– i. m. bzw. i. a. Injektionen.
– Vasodilatanzien.
– Lokale Wärmezufuhr bzw. hyperämisierende Salben.
– Lokale Abkühlung.
– Hochlagerung der Extremität.

Differentialdiagnose:
– Phlebothrombose (Zyanose, warm, Pulse tastbar, Ödem).
– Diskusprolaps: (pseudo)radikuläre Symptomatik (keine Blässe).
– Ergotismus.
– Posttraumatische Gefäßspasmen.
– Phlegmasia coerulea dolens (Zyanose, kalt, Puls nicht tast-

bar, Ödem; sofortige chirurgische Intervention bzw. Streptokinasetherapie! Schockgefahr!).
– Compartment-Syndrom bei Trauma, Rhabdomyolyse.

Ursachen:
– Embolie kardialer Herkunft (VHF, Aneurysma, Endokardi-
tis, Myokardinfarkt, Vorhofmyxom).
– Akute Thrombose.
– Paradoxe Embolie.

1.15. Akute Phlebothrombose

Klinik:
– Entzündungszeichen: schmerzhafte, warme Schwellung einer Wade bzw. eines Oberschenkels (Temperatur- und Um-
fangdifferenz).
– Fußsohlendruckschmerz, Dorsalflexionsschmerz, Waden-
druckschmerz.
– Evtl. subfebrile Temperatur, Leukozytose, Tachykardie.

Sofortmaßnahmen:
– Leitung legen und Blutabnahme (Gerinnungsstatus).
– 5 000 IE Heparin i. v.
– Absolute Bettruhe und Beinhochlagerung.

Untersuchungen:
– Erstuntersuchung: BB, BZ, Temperatur, Gerinnungsstatus
(PT, PTT [↓], Fbg. [↑]), Beinumfang messen.
– Zusatzuntersuchungen: Phlebographie oder Radionuklid-
Venographie, Gefäßchirurgischer Konsiliar, Doppler-US,
Phlethysmographie, Thermographie, Lowenberg-Test: nach
Anlegen einer Blutdruckmanschette im Unterschenkelbe-
reich heftige seitendifferente Schmerzen bereits bei
80–120 mmHg. AT III, Protein C, evtl. Fibrinopeptid A (↑),
β-Thromboglobulin (↑), evtl. Thorax-Rö. und Lungenperfu-
sionsszintigraphie bei Verdacht auf Lungenembolie. Ggf.
Vorbereitung für Streptokinasetherapie.

Therapie:
– Beinumschläge mit *Hirudoidsalbe* und Schaumstoffkompres-
sionsverband.
– Hochdosierte Heparintherapie (24 000–65 000 IE/24 h) beginnend mit 1 000 IE/h, Dosis um 200 IE/h steigern bis PTT
auf 2–3fachen Ausgangswert angestiegen ist. PTT-Kontrolle
nach 3 Std. (Bei nicht sicherer Diagnose oder alten Patienten
evtl. nur 3 × 5 000 bis 3 × 10 000 IE s. c.) **oder**

– Streptokinasetherapie, falls Thrombose nicht älter als 6 Tage oder sehr ausgedehnt ist (s. S. 69).
– Ggf. Thrombektomie (bei frischer Beckenvenen- und V.cava-Thrombose und KI für eine Streptokinasetherapie).
– Analgetika bei Bedarf, z. B.: 0,5 – 1 g Paracetamol *Ben-u-ron* [D u. CH], *Panadol* [CH]), evtl. + Codein.
– Evtl. AT-III-Substitution (bei nachgewiesenem AT-III-Mangel, PTT steigt trotz hoher Heparindosen nicht an). Pro 1,5 % - Mangel (normal 70 %) 1 E/kg KG/Tag meist ≈ 1500 bis 2000 E/Tag.

Differentialdiagnose:
– Oberflächliche Thrombophlebitis (umschriebene, oft tastbare Resistenz).
– Erysipel (Fieber, Leukozytose, oft Diabetes mellitus).
– Arterieller Verschluß (Extremität kalt, blaß, kein tastbarer Puls).
– Phlegmasia coerulea dolens.

Komplikationen:
– Lungenembolie.
– Beckenvenenthrombose.

Auslösende Ursachen:
– Postoperativ, posttraumatisch, Immobilisation.
– „Reisethrombose" (lange Flugzeug- bzw. Autoreisen).
– Ovulationshemmer, Rauchen.
– AT-III-Mangel (angeboren, erworben).
– Paraneoplastisch.
– Chronisch venöse Insuffizienz.

2. Pulmonale Notfälle

2.1. Lungenembolie

Klinik:
Symptomatik plötzlich eintretend.
- Tachykardie.
- Tachypnoe (> 20/min).
- Atemnot.
- Thoraxschmerzen (atemabhängig).
- Halsvenen gestaut evtl. pulsierend.
- Zyanose.
- Selten: Schocksymptomatik, Synkope, Hämoptoe, Fieber, Husten, plötzliches Vorhofflimmern, klinische Zeichen einer Phlebothrombose (nur in ca. 30%).
- 2. HT gespalten, laut, evtl. Pleurareiben.

Sofortmaßnahmen:
- Oberkörper hochlagern.
- O$_2$-Sonde 4 l/min.
- Leitung legen und Blutabnahme (Gerinnungsstatus).
- 5 000 IE Heparin i. v.
- Evtl. 50 mg Pethidin (1 ml *Dolantin*) i. v. (bei starken Schmerzen bzw. Unruhe und normalem RR).

Untersuchungen:
- Erstuntersuchung: PTT, PT, Fbg., BB, Na, K, CPK, LDH, BGA, Thorax-Rö., Lungenperfusions-Scan.
- Zusatzuntersuchungen: Temperatur, ZVD, ggf. Vorbereitung zur Streptokinasetherapie (s. S. 69).

Diagnose:
- Tachykardie, Tachypnoe, Halsvenenstau, ZVD erhöht.
- Akute Rechtsherzbelastungszeichen im EKG (neg. T in V1–3, RSB, SI QIII, Rechtstyp, P-pulmonale, oft normales EKG!).
- Lungenperfusionsszintigraphie (oder DSA, Angiographie).
- (Respiratorische Alkalose).
- (Im Thorax-Rö.: Erguß, Infiltrat, einseitiger Zwerchfellhochstand, Atelektase, umschriebene Reduktion der Gefäßzeichnung, prominente Pulmonalarterie, oft „normales Thorax-Rö.").

Therapie:
– Bettruhe.
– Heparintherapie: 5000–10000 IE i.v. Danach 1000 IE/h
  über Motorspritze i.v. Dosis jeweils um 200 E/h steigern, bis
  PTT auf das 2–3fache des Ausgangswertes angestiegen ist.
  oder
– Streptokinasetherapie (bei schwerer Embolie, s. S. 69)
  oder
– Evtl. operative Embolektomie.
– Antibiotische Abschirmung: z.B.: 2 × 2 g Ampicillin (*Binotal*
  [A u. D], *Penbristol* [CH]) i.v.
– Prednisolon (*Solu-Dacortin* [A u. CH], *Solu-Decortin-H* [D])
  100 mg i.v.
– Evtl. Sedieren und Schmerzbekämpfung: *Valium* 5–10 mg
  i.v. und/oder 50 mg Pethidin (1 ml *Dolantin* [CH u. D.], *Alod-
  an „Gerot"* [A]) i.v. (Cave: RR-Abfall.)
– Evtl. Digitalisieren, z.B.: 0,2 mg *Lanitop* i.v.
– Evtl. Theophyllin-Ethylendiamin 240–480 mg *(Euphyllin)*
  in 100 ml NaCl über 20 min i.v. (wenn spastische RG hörbar
  sind).
– Evtl. Kodeintropfen.
– Evtl. Schockbekämpfung mit Dopamin + Dobutamin (möglichst kein Plasmaexpander).
– Ggf. Beatmung (wenn P_{aCO_2} > 50 mmHg und/oder P_{aO_2}
  < 50 mmHg).

Differentialdiagnose:
– Pneumothorax (Perkussion! Auskultation! Thorax-Rö.!).
– Myokardinfarkt (EKG, CPK-Anstieg).
– Perikarditis (EKG, Perikardreiben).
– Aneurysma dissecans (Thorax-Rö., Sonographie).
– Akutes Abdomen (s. S. 50).
– Vertebragene Thoraxschmerzen.
– Pleuritis sicca.
– Ösophagitis.

Auslösende Ursachen:
– Bein-Becken-Venenthrombose.
– Endokarditis, VH-Thrombus.
– Postoperativ, postpartal, Traumen, Gips, Bettlägrigkeit.
– Malignome.
– Ovulationshemmer (und Rauchen).
– COLD.
– Herzinsuffizienz.
– Varizen, postthrombotischer Schaden.

Komplikationen:
- Obstruktiver Schock.
- Chronische pulmonale Hypertonie.
- Lungeninfarkt, Infarktpneumonie.
- Kreislaufstillstand.

Kontraindiziert sind:
- i.m. Injektionen (Diagnostik!).
- Punktion der V.femoralis (Thrombenlösung).

2.2. Akutes Asthma bronchiale

Klinik:
- Trockene RG (Distanzgeräusch), evtl. „stille Lunge".
- Tachypnoe (AF > 25/min).
- Exspiratorische Dyspnoe (Einsatz der Atemhilfsmuskulatur).
- Tachykardie (HF meist > 110/min).
- Halsvenenstauung, evtl. Pulsus paradoxus.
- Unruhe.
- Zyanose.

Sofortmaßnahmen:
- Patient beruhigen.
- O_2-Sonde 4 l/min (Cave: Austrocknung → Luft befeuchten und CO_2-Narkose → stündliche Blutgasanalyse).
- Fenoterol (*Berotec*-Aerosol oder äquivalentes β_2-Mimetikum) 2−4 Hübe nach max. Exspiration, evtl. Patient helfen, die Luft auszupressen.
- evtl. 10 mg Nifedipin (1 Kps. *Adalat*) s.l.

Untersuchungen:
- Erstuntersuchung: BGA, BB, EKG, RR, Temperatur, AF (Peakflowmeter).
- Zusatzuntersuchungen: Thorax-Rö. (Pneumonie?), HNO (Sinusitis?), Sputumkultur, Blutkultur wenn Temperatur > 38 °C, Differentialblutbild (Eosinophilie?).

Stadien:

	1	2	3	4
P_{aCO_2} (mmHg):	< 35	< 35	< 45	> 45
P_{aO_2} (mmHg):	> 70	< 60	< 60	< 60

Therapie:
Stationäre Aufnahme bei anamnestischen bzw. klinischen Hinweisen für Atemwegsinfekt, bei Stadium 3 und 4 oder bei RR-Abfall.

- Theophyllin-Ethylendiamin 240–480 mg *(Euphyllin)* in 100 ml 0,9%iger NaCl über 20 min i. v. (Bei fehlendem venösen Zugang i. m.) Erhaltungsdosis: 0,8–1,2 mg/kg KG/h (ca. 0,96–1,44 g *Euphyllin* in 500 ml 5%iger Glukose/24 h). Bei Rauchern eher hoch dosieren, bei Herz- oder Leberkranken niedriger dosieren! Theophyllinspiegel-Kontrolle!
- Sympathikomimetika: 0,25–0,5 mg Terbutalin *(Bricanyl)* s. c. Kann ggf. alle 45 min wiederholt werden. In schweren Fällen Adrenalin 1 mg (1 ml *Suprarenin* [A u. D]) in 100 ml NaCl über 60 min i. v. unter RR- und Pulskontrolle! (Wirkt oft auch, wenn *Bricanyl* versagt hat.)
- 50–100 mg Prednisolon *(Solu-Dacortin* [A u. CH], *Solu-Decortin-H* [D]) i. v., evtl. alle 4–6 Std. wiederholen bis max. 1000 mg/24 h. Rasche Dosisreduktion auf 20 mg/Tag innerhalb 5 Tagen bzw. wenn absolute Eosinophilenzahl < 50 ist. Danach langsame Dosisreduktion auf 4–8 mg/Tag.
- Sekretolytika (z. B. 15–30 mg *Mucosolvan* [D u. A], *Mucosolvon* [CH] i. v.) und gleichzeitige Flüssigkeitszufuhr 2(–6) l in den ersten 24 Std. (Cave: Überwässerung bei Asthma mixtum!)
- Evtl. Antibiotika: Doxycyclin 100–200 mg *(Vibravenös)* oder 3 × 500 mg Amoxicillin *(Ospamox* [A], *Clamoxyl/*Tag.
- Evtl. Sedieren: 5–10 mg Diazepam *(Valium)* i. m. oder p. o. (Bei Hyperkapnie bzw. ab Stadium 3 nicht sedieren!).
- Evtl. Digitalisieren (Nur bei Herzinsuffizienz indiziert. Erhöhte Arrhythmiegefahr! Nicht zur Tachykardiebehandlung geeignet! Wenn eine Tachykardietherapie nötig ist, dann Verapamil *[Isoptin]* i. v. Maximal tolerierbare HF ≈ 200 minus Lebensalter!)
- Evtl. Inhalation von Amylnitrit mit Ambubeutel (kann lebensrettend sein).
- Evtl. IPPV mit Inhalation von Salbutamol *(Sultanol* [A u. D], *Ventolin* [CH]).
- Evtl. Streßulkusprophylaxe mit Cimetidin *(Cimetag* [A], *Tagamet)* 400 mg/Tag.

- **Beatmung:** Indiziert bei Erschöpfung (respiratorische Azidose) bzw. $P_{aO_2} < 50$ oder $P_{aCO_2} > 60$ mmHg.
  • Großlumiger Tubus (≥ 8).
  • Sedieren mit kurzwirkenden Präparaten.
  • Ggf. Relaxieren mit Pancuronium *(Pavulon* [A u. CH]).
  • IPPV-Beatmen, s. S. 33.
  • Wenn möglich, O_2/He-Gemisch.
  • Entwöhnen bei: spontanem AZV > 0,5 l oder Normokapnie oder AMV > 10 l.
  • Regelmäßige arterielle BGA.

– Therapeutische Bronchiallavage bei zähem Schleim mit physiologischer NaCl + Terbutalin *(Bricanyl)*.

Kontraindiziert sind:
– β-Blocker.
– Antihistaminika.
– Vagolytika.
– Morphinderivate.
– Antitussiva.
– Analgetika (Prostaglandin-Synthesehemmer: ASS, NSAR etc.)

Differentialdiagnose:
– Asthma cardiale. (Cave: spastische RG bei Prälungenödem!)
– Akute Verlegung der oberen Atemwege (Krupp, Trachealstenose, Fremdkörperaspiration → inspiratorischer Stridor!)
– Pneumothorax (Perkussion! „Stille Lunge"! Thorax-Rö.!)
– Lungenembolie mit Bronchospasmus (EKG: akute Rechtsherzbelastungszeichen, Lungenperfusionsscan).

Auslösende Ursachen:
– Atemwegsinfekt.
– Allergenexposition.
– Inhalative Noxe.
– Analgetikaeinnahme (ASS, NSAR).
– Therapieunterbrechung (vor allem Steroidentzug).
– β-Blocker-Einnahme.

2.3. Pneumonie

Klinik:
– Oft Zustand nach „grippalem Infekt". Husten, Auswurf (gelblich?).
– Fieber, evtl. Dyspnoe, evtl. pleuritischer Schmerz.
– Evtl. Zeichen eines septischen Schocks, evtl. respiratorische Insuffizienz.
– Evtl. Hämoptoe, evtl. Zyanose.
– Meist feuchte ohrnahe RG.

Untersuchungen:
– Erstuntersuchung: Temperatur, BB, Thorax-Rö., BZ, Na, K, EKG, RR, Blutkultur bei > 38 °C Temperatur.
– Zusatzuntersuchungen: Gerinnungsstatus, BGA, Sputum (Gram-Färbung, Kultur, Tbc), evtl. Rachenabstrich, Titer (Varizellen, Herpes simplex, RS-Viren, Adenoviren, Mykoplasmen, Chlamydien, Legionellen), BSG, Elektrophorese.

Therapie:
- Antibiotische Initialtherapie:
  - Lobärpneumonie: Penicillin 2 × 5(−10) Mill. IE/Tag i. v. + Epicillin *(Spectacillin)* 2(−3) × 2 g/Tag i. v.
  - Interstitielle Pneumonie (bzw. Verdacht auf Mykoplasmen/Chlamydienpneumonie) Doxycyclin *(Vibravenös)* 2 × 100 mg/Tag oder Erythromycin *(Erythrocin)* 4 × 500 mg/Tag.
  - Varizellenpneumonie: Aciclovir *(Zovirax)* 3 × 500 mg/ Tag i. v. (Cave: Nierenfunktion); evtl. Hyperimmunglobulin.
  - Pneumonie beim immunsupprimierten Patienten: Piperacillin *(Pipril)* 3 × 2(−4) g/Tag i. v. + Cefamandol *(Mandokef)* 2 × 2 g/Tag i. v. + Tobramycin *(Tobrasix* [A], *Tobrex* [CH], *Gernebcin* [D]) 2(−3) × 80 mg/Tag i. v.
    oder
    Imipenem *(Zienam* [A u. D]) 3 × 500 mg/Tag i. v. + Amikacin *(Biklin* [A u. D], *Amikin* [CH]) 2 × 500 mg/Tag i. v.
  - Tuberkulöse Pneumonie: Rifampicin *(Rifoldin* [A u. CH], *Rimactan)* 10 mg/kg KG (0,45−0,6 g) + Isoniazid *(INH* [A u. D], *Rimifon* [A u. CH], *Neoteben* [D]) 5 mg/kg KG (0,3−0,4 g) + Ethambutol *(Myambutol)* 20−25 mg/kg KG (0,8−1,6 g) evtl. Streptomycin 15 mg/kg KG (0,6 bis max. 1 g).
  - Initialtherapie bei unbekanntem Erreger: Cefamandol *(Mandokef)* 2(−3) × 2 g/Tag i. v. + Piperacillin *(Pipril)* 3 × 2(−4) g/Tag i. v. evtl. + Aminoglykosid.
- Bettruhe.
- Heparin: 2−3 × 5000 IE s. c.
- Evtl. Mukolytika: z. B. Ambroxol *(Mucosolvan* [A u. D], *Mucosolvon* [CH]) 3 × 4 ml/Tag p. o. + Inhalationen mit *Mucosolvan* [A u. D], *Mucosolvon* [CH].
- Evtl. Therapie eines septischen Schocks (s. S. 10 und S. 71).
- Evtl. Hydrieren.
- Ggf. Beatmung (s. respiratorische Insuffizienz, S. 33), CPAP.

Kontrollen:
Alle 2 Std. Temperatur, evtl. RR + Puls.

2.4. Pneumothorax

Klinik:
- Tachypnoe, plötzlich einsetzende Dyspnoe (oft nur mild). Kommt es nicht zu einer baldigen Besserung der Dyspnoe, ist an einen Spannungspneumothorax zu denken.

- Evtl. (einseitiger) Thoraxschmerz, evtl. plötzlich einsetzender Husten.
- Tympanitischer Klopfschall, abgeschwächte Atemgeräusche über der betroffenen Lunge.
- Evtl. Zyanose, evtl. Einflußstauung.
- Evtl. Schockzeichen (Spannungspneumothorax).

Sofortmaßnahmen:
- O_2-Sonde.
- Druckentlastung bei Spannungspneumothorax (mit Nadel und leerer 20–50-ml-Spritze, auf der Seite mit hypersonorem Klopfschall und fehlendem Atemgeräusch am Oberrand der V. Rippe in der hinteren Axillarlinie steril einstechen und Luft langsam ausströmen lassen).
- Luftdichter Verband bei (offenem) äußerem Ventilpneumothorax.

Untersuchungen:
- Thorax-Rö. (in Exspiration), BB, BGA, chirurgischer Konsiliar. Ggf. Gerinnungsstatus, evtl. Thoraxdurchleuchtung.

Therapie:
- Analgetika: z.B. 50 mg Pethidin (1 ml *Dolantin*[CH u. D], *Alodan „Gerot"* [A]) langsam i.v., bei niedrigem RR besser Pentazocin (*Fortral* [A u. D], *Fortalgesic* [CH]).
- Bei kleinem geschlossenem Mantel- bzw. Spitzenpneumothorax zuwarten auf spontane Entfaltung, O_2-Atmung.
- Bülau-Drainage indiziert bei: Mantelpneumothorax mit (drohender) Ateminsuffizienz, vorbestehender Lungenerkrankung, Spannungspneumothorax, beidseitigem Pneu, anamnestischem kontralateralem Pneu, Kollaps von mehr als ⅔ der Lunge, keine spontane Entfaltung nach 2–3 Tagen. Drainierte Flüssigkeit messen! Bei Sog, Druck regelmäßig kontrollieren! Funktionstüchtigkeit (Spiel) regelmäßig prüfen!
- Evtl. Bronchoskopie + Schleimabsaugung bei fehlender Entfaltung der Lunge.
- Evtl. Physiotherapie.
- Evtl. Antitussiva, z.B. *Paracodin.*
- Evtl. Antibiotika.

Differentialdiagnose:
- Lungenembolie.
- Asthma bronchiale.
- Myokardinfarkt.
- Aneurysma dissecans.
- Akutes Abdomen.

Ursachen:
- Spontanpneumothorax (idiopathisch, Emphysem, Lungenfibrose etc.).
- Iatrogen (Subklavia-/Pleura-/Lungenpunktion, Überdruckbeatmung).
- Traumatisch.

Einteilung:
- Geschlossener/offener Pneumothorax.
- Innerer/äußerer Pneumothorax.

2.5. Respiratorische Insuffizienz

Klinik:
- Anfänglich: Verwirrtheit, Unruhe, Tachypnoe (> 25/min), Tachykardie, RR erhöht, kalte Extremitäten.
- Später: Bradykardie, Zyanose, RR niedrig, evtl. Schnappatmung.

Sofortmaßnahmen:
- O_2-Sonde.
- Bei Zyanose mit Schnappatmung oder ausgeprägter Bradypnoe sofortige Intubation und Beatmung.
- BGA abnehmen.

Untersuchungen:
- Erstuntersuchung: Na, K, BZ, CPK, Krea., BB + Diff., arterielle BGA, Gerinnungsstatus (PT, PTT, Fbg.), Temperatur, RR, EKG, Thorax-Rö.
- Zusatzuntersuchungen: Gesamt-IgE, Antibasalmembran-AK, Rheumafaktor, ANA, zirkulierende Immunkomplexe, Sputumkultur und Zytologie, Theophyllinspiegel, Berechnung von $P_{(A-a)O_2}$, evtl. bronchoalveoläre Lavage.

Therapiemöglichkeiten:
- O_2-Maske 4 l/min (BGA-Kontrollen).
- CPAP-Beatmung.
- Intubation und Beatmung, wenn $P_{aO_2} < 50$ mmHg und/oder $P_{aCO_2} > 50$ mmHg (klinisches Bild?). Siehe Respiratortherapie, S. 33.
- Ggf. Prednisolon (*Solu-Dacortin* [A u. CH], *Solu-Decortin-H* [D]) 250 mg i. v.
- Evtl. Sucralfat (Ulcogant) 4 × 1 g/d über Magensonde (Streßulkusprophylaxe).

– Bei RR-Abfall: Dopamin und Dobutamin (s. S. 10).
– Bei Lungenödem: Nitrate, Furosemid, Digitalisieren (s. S. 5).
– Heparin $3 \times 5000\,IE$ s. c.

Komplikationen:
– DIG.
– Akutes Nierenversagen.
– Laktatazidose.
– Arrhythmien, Herz-Kreislauf-Versagen.
– Pneumonie.

Einteilung:
– Typ I: $P_{aO_2} < 60$, P_{aCO_2} normal oder erniedrigt, Hyperventilation, Dyspnoe.
– Typ II: $P_{aO_2} < 50$, $P_{aCO_2} > 50$, Hypoventilation.

Ursachen:
– Typ I:
  • ARDS (Schock, Sepsis, DIG, Intoxikationen, Verbrennung, Trauma, Pneumonie etc.).
  • Ventilations-/Perfusions-Mißverhältnis.
  • Rechts-links-Shunt.
– Typ II:
  • Akute Dekompensation chronischer Lungenkrankheiten (Asthma, COLD, CIRLD, Tumore).
  • Störung der zentralen Atemregulation (Intoxikation mit Schlafmitteln, Opiaten etc., Enzephalitis, Poliomyelitis etc.).
  • Störung der neuromuskulären Übertragung.
  • Verlegung der oberen Atemwege.
  • Endstadium der unter Typ I genannten Ursachen.

2.6. Respiratortherapie

Indikation:
– Klinisch: respiratorische Insuffizienz.
– AF > 35/min oder < 5/min.
– AZV < 5 ml/kg KG.
– VK < 10–15 ml/kg KG.
– P_{aO_2} unter 40%iger Sauerstoffzufuhr $< 80\,mmHg$; $P_{(A-a)O_2} > 30$ (gilt nicht immer!)

Grundeinstellung des Respirators bei IPPV	(Grenzwerte)
– AZV: 10 ml/kg KG	(10–20 ml/kg KG)
– AF: 14/min	(10–20/min)
– I/E-Ratio: 1:2	(2:1 – 1:3)
– F_{IO_2}: 0,8	(0,4–1,0)
– PEEP: 5 cmH₂O	(0–15 cmH₂O)

Kontrollen:
Arterielle BGA (in der 1. Std. alle 20 min), Thorax-Rö. (Tubuslage?), Tubus-Cuff-Druck (Soll: ca. 25 mmHg), RR (evtl. kontinuierlicher arterieller Mitteldruck), ZVD (evtl. PCWP, HMV, $\dot{Q}_s/\dot{Q}_T$), Beatmungskurve anlegen, regelmäßige Sekretabsaugung.

Korrektur der Grundeinstellung:
(20 min nach Therapiebeginn, gemäß arteriellen BGA-Werten).
– P_{aCO_2}: < 35, pH > 7,45: Patient hyperventiliert → AF um 2/min senken oder AZV senken.
– P_{aCO_2}: < 35, pH < 7,35: wahrscheinlich metabolische Azidose → Therapieversuch mit NaBic.
– P_{aCO_2}: > 45, pH < 7,35: Patient hypoventiliert → AF um 2/min steigern. Falls nach 20 min keine Besserung → AZV um 100 ml erhöhen.
– P_{aCO_2}: > 45, pH normal: Differentialdiagnose von:
  • obstruktive Lungenerkrankung mit CO_2-Retention? → Keine Frequenzänderung.
  • Hypoventilation bei metabolischer Alkalose (Diuretika? K-Mangel? Hypovolämie? Säureverlust?).

P_{aO_2}: O_2-Zufuhr reduzieren nach der Formel:

$$(P_{aO_2}\ \text{Ist} - 100) / 7$$

Beispiel: (310 − 100) / 7 = 30 → die O_2-Konzentration von ursprünglich 80% (s. Grundeinstellung) kann um 30% reduziert werden. Neueinstellung = 50% (F_{IO_2} = 0,5). Ziel: P_{aO_2} von 80–100 mmHg.

PEEP:
Wenn unter 100%igem Sauerstoff und PEEP von 5 cmH$_2$O, der P$_{aO_2}$ < 350 mmHg liegt, muß ein vergrößertes intrapulmonales Shuntvolumen (Q$_s$/Q$_t$) angenommen werden. (DD: Lungenödem, Aspiration, Atelektasen.) In diesem Fall soll der PEEP schrittweise um 3 cmH$_2$O bis auf max. 15 cmH$_2$O erhöht werden. (Cave: Abfall des HMV, kontinuierliche Kontrolle von MAP und PCWP nötig!)
Arterielle BGA-Kontrollen alle 30 min bis Sollwerte erreicht sind! Der F$_{IO_2}$ sollte nicht längere Zeit über 0,7 liegen.

IRV:
Muß der PEEP auf über 10 cmH$_2$O angehoben werden, ohne daß sich der P$_{aO_2}$ bessert, so soll das Atemzeitverhältnis verändert werden und das I:E-Verhältnis auf 1:1 im Extremfall auf 2:1 verlängert werden (Cave: airtrapping!). Bei IRV: PEEP zurück nehmen.

Medikamentöse Therapie:
– Sedierungsmöglichkeiten: Flunitrazepam *(Rohypnol)*, Pethidin *(Dolantin* [CH u. D], *Alodan „Gerot"* [A]), Haloperidol *(Haldol)*, Pentobarbital *(Nembutal* [CH], Praecicalm [D]), abwechselnd geben.
– Evtl. Relaxation mit Alcuronium *(Alloferin* = ca. 30 min wirksam) oder Pancuronium *(Pavulon* [A u. CH] = ca. 45 min wirksam, weniger RR-senkend).

Entwöhnungsphase:
Die Entwöhnung soll unbedingt mit IMV und CPAP erfolgen, da es sonst erneut zur Erhöhung des intrapulmonalen Shuntvolumens kommt (Mikroatelektasen).

Wichtiger Hinweis:
Bei Beatmungspatienten immer Anästhesisten bzw. in der Respiratortherapie erfahrenen Intensivmediziner zu Rate ziehen. Bei verschiedenen Grundkrankheiten sind unterschiedliche Beatmungsmuster zu wählen, auf die hier nicht eingegangen wurde.

3. Endokrin-metabolische Notfälle

3.1. Thyreotoxische Krise

Klinik:
Cave: oft nur monosymptomatische Verlaufsformen!
- Tachykardie (150–200 oft Vorhofflimmern/-flattern, evtl. kardiale Insuffizienz).
- Hyperthermie (38–42 °C).
- Hypertonie (große Blutdruckamplitude).
- Exsikkose, erhöhte Schweißneigung, evtl. akutes Abdomen, evtl. akutes Nierenversagen (Diarrhoe, Erbrechen).
- Psychomotorische Erregungszustände (Tremor, Nervosität, Schlaflosigkeit, Halluzinationen, Patienten werden oft in die Psychiatrie eingeliefert).
- Bewußtseinstrübung (Sopor bis Koma, Pseudobulbärparalyse).
- Extreme Muskelschwäche (evtl. Seh-, Schluck-, Sprachstörungen).
- Evtl. Schwirren über Struma tastbar, evtl. Exophthalmus.

Sofortmaßnahmen:
- Seitliche Lagerung des bewußtlosen Patienten.
- Leitung legen, Blutabnahme.
- 500 ml NaCl anhängen.

Untersuchungen:
- Erstuntersuchung: K, Na, Krea., BZ, FT_4, basales TSH, BGA, BB, RR, EKG, Temperatur, Harnazeton.
- Zusatzuntersuchungen: GOT, Ca, Cl, ZVD, Thorax-Rö., TRH-Test, Lipide, FT_3.

Diagnose:
- In der Anamnese: Struma, Jodexposition, Streß.
- Supraventrikuläre Tachykardie (schlecht auf *Isoptin* und/oder *Gilurytmal*, aber gut auf β-Blocker ansprechend).
- Fieber.
- Niedrige Lipide.
- Erhöhtes FT_4 und/oder FT_3, supprimiertes TSH.

Therapie:
- Flüssigkeitsersatz 2(–4) l/24 h (Bilanzierung! ZVD!).
- Propranolol (*Inderal* [A u. CH], *Dociton* [D]) 2(–5) × 1 mg i.v. oder 3 × 40 mg p.o. (KI: VH-Flattern, Herzinsuffizienz → evtl. statt dessen Reserpin *[Serpasil]* i.m.).

- Thiamazol (*Favistan* [A u. D]) 40–80 mg i.v., danach 160–240 mg/24 Std. als Dauertropf.
- Prednisolon (*Solu-Dacortin* [A u. CH], *Solu-Decortin-H* [D]) 100–250 mg i.v. (oft begleitende NNR-Insuffizienz).
- Proloniumjodid (*Endojodin*[A u. D]) 4 × 2 ml i.v. (ca. 800 mg/Tag. KI: bei Jodexposition als Ursache. Erschwerung der weiteren diagnostischen Abklärung!).
- Evtl. Lithiumchlorid 1,5 g/24 h als Infusion (nur bei Jodexposition als auslösende Ursache. Cave: Li-Intoxikation. Li-Spiegel-Kontrolle nötig!
- Antikoagulieren mit 3 × 5000 E Heparin s.c. (Thromboembolierisiko bei Exsikkose).
- Antibiotische Abschirmung: z.B. Epicillin (*Spectacillin*) 2 × 2 g i.v.
- Evtl. Sedierung mit 5–10 mg Diazepam (*Valium*) i.v.
- Evtl. Abkühlung (Eisbeutel, Kühlzelt). Möglichst kein Antipyretikum.
- Ggf. Plasmapherese, Peritonealdialyse oder Hämoperfusion (erst ab Stadium II–III. Austausch 1,5–3 l durch 3 Tage oder über Polyacrylatgel laufen lassen).
- Evtl. Sedieren, Relaxieren, IPPV-Beatmung. (Senkt Grundumsatz. Erst ab Stadium II-III bzw. bei nicht beherrschbarer Hyperthermie.)

Stadien:
I   Ausgeprägte Hyperthyreosezeichen (Tachykardie > 150/min, Hyperthermie etc.). Keine Bewußtseinseinschränkung.
II Bewußtseinstrübung (Somnolenz, Desorientiertheit, Psychose).
III Koma.

Differentialdiagnose:
(Im Zweifelsfall wie Hyperthyreose behandeln.)
- Sepsis, Meningitis.
- Koma: diabetisches, hepatisches, urämisches, hypoglykämisches, hyperkalzämisches etc. s. S. 82.
- Lungenembolie.
- Myasthenie.
- Phäochromozytom.
- Alkoholisches Delirium.
- Landrysche Paralyse.

Auslösende Ursachen:
- Streß (Infekte, Operationen, diabetische Ketoazidose etc.).
- Jodexposition (Röntgenkontrastmittel, Medikamente u.a.).
- Mechanische Manipulation an der Schilddrüse.

– Toxisches Adenom, Morbus Basedow, Absetzen von Thy-
  reostatika.

3.2. Akute Hypothyreose

Klinik:
– Bradykardie, Hypotonie, evtl. Synkope.
– Zunehmende Schlaflänge und -tiefe → Koma.
– Verlangsamung.
– Hypoventilation (respiratorische Azidose).
– Myxödem der Haut (prätibial), evtl. Perikarderguß, evtl.
  Pleuraerguß.
– Hypothermie (ca. 30 °C).
– Oft Struma und Makroglossie, Narbe nach Strumaresektion?

Sofortmaßnahmen:
– Seitliche Lagerung des Patienten, wenn bewußtlos.
– Leitung legen, Blutabnahme, Blutzuckerstreifentest *(Dextrostix)*.
– 500 ml Glukose 10 %ig anhängen.

Untersuchungen:
– Erstuntersuchung: RR, Na (↓), K (↑), BZ (↓), CPK, BGA
  (respiratorische Azidose), FT_4, basales TSH ↑ , EKG.
– Zusatzuntersuchungen: Cholesterin ↑ ,   Triglyzeride ↑ ,
  T_3 ↓ , T_4 ↓ , evtl. TRH-Test, Thorax-Rö.

Therapie:
Intensivmedizinische Überwachung.
– Hydrokortison *(Hydrocortone* [A u. CH], *Hydrocortison*
  [D]) 100–200 mg/24 h oder Prednisolon *(Solu-Dacortin* [A
  u. CH], *Solu-Decortin-H* [D]) 50–100 mg/Tag i. v.
– Schilddrüsenhormon-Substitution: 300–500 µg L-Thyroxin
  (L-Thyroxin-inject [D]) i. v., gefolgt von 50–150 µg L-Thyro-
  xin/Tag. Falls nicht verfügbar, Gabe von L-Trijodthyronin
  (Trijodthyronin-Sanabo [A] bzw. *Cynomel* [CH] bzw. *Thy-
  bon* [D]) 12,5–25 µg/Tag (bis zu 100 µg/12 h) über Magen-
  sonde. Dosis individuell anpassen. Baldmöglichst orale Gabe.
– Zurückhaltung mit Wärmezufuhr (Rhythmusstörungen, RR-
  Abfall).
– Vorsicht mit Flüssigkeitszufuhr (Wasserintoxikationsgefahr).
– Ggf. Elektrolytkorrektur (möglichst kein NaCl geben).
– Ggf. Behandlung einer Hypoglykämie.
– Ggf. antibiotische Abschirmung, z. B. Epicillin *(Spectacillin)*
  2 × 2 g i. v.

- Blasenkatheter + Stundenharnmeßgerät.
- Ggf. Intubation + Beatmung.

Kontrolle:
- BGA, RR, Puls, Temperatur, Elektrolyte, Stundenharnvolumen.

Komplikationen:
- Pneumonie.
- Kreislaufversagen, Rhythmusstörungen.
- Respiratorische Insuffizienz.
- Nierenversagen.

Differentialdiagnose:
- Koma (hypophysäres Koma, Addison-Krise, Hypoglykämie).
- Shy-Dräger-Syndrom.

Auslösende Ursachen:
- Thyreostatische Therapie, Tranquilizer, Hypnotika.
- Thyreoiditis.
- Endzustand einer primären Hypothyreose.
- Streß (Infekte, Operationen, Kälte).

3.3. Hyperkalzämische Krise

Klinik:

Serum-Ca	Renal	Gastro-intestinal	Kardio-vaskulär	Neurol./psychiatr.
2,75–4,0 mmol/l	Polyurie/-dipsie Hyposthenurie Hyperkalziurie metabolische Alkalose	Inappetenz Erbrechen Obstipation Ulzera (HCl ↑) Pankreatitis	QT-Zeit ↓ Rhythmusstörungen Hypertonie erhöhte Digitalisempfindlichkeit	Adynamie Hyporeflexe Muskelschwäche Dysphorie, Depression, Kurzzeitgedächtnis ↓
Krise: ≈ 4 mmol/l	Oligo-/Anurie Azotämie	Ileus	Bradykardie Asystolie	Verwirrtheit Koma

1 mmol/l $\triangleq$ 2 mval/l $\triangleq$ 4 mg/dl Kalzium. Bei Plasmozytom (bzw. Hyperproteinämie) ist das Gesamt-Ca oft extrem hoch, bei gleichzeitig normalem ionisiertem Ca im Serum!

Sofortmaßnahmen:
- Seitliche Lagerung des bewußtlosen Patienten.
- Leitung legen und Blutabnahme.
- 500 ml physiologische NaCl-Lösung anhängen.

Untersuchungen:
- Erstuntersuchung: K, Na, Protein, Ca, Krea., BZ, RR, EKG, BGA.
- Zusatzuntersuchungen: Phosphat, Cl, Mg, BSG, ALP, PTH, Elphor., Ca, Krea., Phosphat und cAMP im Spontanharn, IPE-Berechnung, evtl. Hand-Rö. (Hyperpara?), evtl. Abdomen-Leer-Rö. (Kalzifikationen?).

Diagnose:
Erhöhtes ionisiertes Ca > 1,4 mmol/l (Gesamtserum-Ca meist > 3 mmol/l).

Therapiemöglichkeiten:
- Therapie der Grundkrankheit (PCTH bei Malignom, OP bei Hyperpara etc.).
- Rehydrieren (Defizit meist 4−10 l): zunächst ohne Diuretika 200−300 ml/h 0,9%ige NaCl, ⅓ bis ¼ sollte als 5%ige Glukose gegeben werden. ZVD-Kontrollen.
- Furosemid *(Lasix)* bis zu max. 20 mg/h (2stdl. Kontrolle von Na, K, Mg).
- Calcitonin *(Cibacalcin* [A u. CH], *Calcitonin Sandoz* [CH], *Karil* [D]) 3−8 U/kg KG / Tag i.v., i.m., oder s.c. (wirkt sofort).
- Prednisolon *(Solu-Dacortin* [A u. CH], *Solu-Decortin-H* [D]) 50−100 mg i.v. (wirkt erst nach 5−10 Tagen!).
- Cimetidin *(Cimetag* [A], *Tagamet)* 2 × 400 mg (Streßulkusprophylaxe).
- Ca-arme Diät, reichlich trinken (3−4 l/Tag).
- *Reducto*-Dragees 4−8 Drg./Tag p.o. (nur bei Hyperpara. KI: bei Niereninsuffizienz).
- Evtl. Indometacin *(Indocid* [A u. CH], *Amuno* [D]) wirkt nur bei Tumorhyperkalzämie.
- Evtl. Diphosphonate.
- Evtl. Mithramycin *(Mithracin* [A], *Mithramycin „Pfizer"* [D]) 25 µg/kg KG in 500 ml 5%iger Glukose über 3(−8) Std. i.v. (Nur in therapieresistenten Fällen indiziert! Kontrolle von: Thrombozyten, LFP, Krea., BB.) Zusätzlich reichliche Flüssigkeitszufuhr! Evtl. Antiemetika vorspritzen.

– Evtl. Hämodialyse/Peritonealdialyse (vor allem bei Nieren-
  insuffizienz und/oder Herzinsuffizienz frühzeitig indiziert.
  Cave: nur kurzzeitiger Abfall und rascher Wiederanstieg des
  Ca, Phosphatsubstitution!).
– Ultima ratio: EDTA-Infusionen.
– Bei Tachykardie: Verapamil *(Isoptin)*.

Vorschlag einer initialen Therapie der hyperkalzämischen
Krise:

1000 ml NaCl 0,9%ig
40 mg Furosemid *(Lasix)*
40 mval KCl
25 mg Prednisolon (*Solu-Dacortin*   als Infusion
[A u. CH], *Solu-Decortin-H* [D])   3(−4) × pro Tag.
94 IE Calcitonin (*Cibacalcin*
[A u. CH], *Calcitonin Sandoz*
[CH], *Karil* [D])

Differentialdiagnose:
– Koma (DD: Diabetes mellitus, Thyreotoxikose, Intoxikatio-
  nen etc. s. S. 82).
– Akute Psychose.
– Erhöhter Hirndruck (Tumor etc.).

Ursachen:
– Neoplasien (Bronchuskarzinom 35%, Mammakarzinom
  25%, hämatologische Neoplasien 14% etc.) (BSG ↑, Hb ↓).
– Vitamin-D-Intoxikation (Ca ↑, Phosphat ↑).
– Hyperparathyreoidismus (Ca ↑, Phosphat ↓, IPE ↑, Hand-
  Rö.!).
– Immobilisation bei Morbus Paget (ältere Patienten) bzw. bei
  Frakturen oder Quadriplegie (jüngere Patienten).
– Plasmozytom (Elektrophorese).
– Morbus Boeck (Thorax-Rö.).

Kontraindiziert:
– Digitalis.

3.4. Tetanie

Klinik:
– Angst, Unruhe, oft überkorrekte ehrgeizige Persönlichkeits-
  struktur.
– Parästhesien (Füße, Hände, perioral).
– Karpopedalspasmen (Pfötchenstellung, Beine gestreckt +
  Equinovarusstellung).

– Evtl. „Karpfenmaul".
– Tetanische Äqivalente (Asthma, Kopfschmerzen, epileptische Anfälle, Bauchschmerzen).

Sofortmaßnahmen:
– Bei Hyperventilation: mit einem Plastiksack rückatmen lassen.
– 5 mg Diazepam *(Valium) p. o.*

Untersuchungen:
– Protein, Phosphat, Ca, BGA, RR, EKG, (Mg, K, Na, Krea.).
– Evtl. zeitgleiche Bestimmung von Ca, Krea., Phosphat im
Spontanharn zur Berechnung des IPE.
– Hyperventilationsversuch (3 min hyperventilieren → Kar-
palspasmus bzw. positives Chvostek-Zeichen).
– Trousseau-Zeichen (Blutdruckmanschette zwischen $RR_{syst.}$ +
$RR_{diast.}$ aufblasen → nach 3 min Karpalspasmus).

Therapiemöglichkeiten:
– Diazepam 5(−10) mg *(Valium)* langsam i. v.
– In schweren Fällen bzw. bei hypokalzämischer Tetanie 10 ml
Calcium Leopold 10%ig (A), *Calcium-Sandoz 10%* langsam
i. v. (maximal 50 ml, als Kurzinfusion).
– Bei Hypomagnesämie (meist Ca-refraktäre Tetanie) Korrektur mit 50 mg Magnesium (*Magnesium-Diasporal* 5 ml) langsam i. v. (KI: AV-Block).
– Langzeitmaßnahmen: Endokrinologische Abklärung bei hypokalzämischer Tetanie, evtl. Vitamin D_3. Bei Hyperventilationstetanie Erlernen der „Rückatmung", evtl. Psychothera-
pie.

Diagnose:	Ca	Protein	pH	Bic.	P_{CO_2}
– Hyperventilationstetanie	n	n	↑	(↓)	↓
– Hypokalzämische Tetanie	↓	n	n	n	n

Auslösende Ursachen:
– Hyperventilation bei psychosomatischer Grundkrankheit
(häufigste Ursache), Enzephalitis, Fieber, Schmerz.
– Hypoparathyreoidismus (Zustand nach Strumaresektion).
– Hypomagnesiämie (und Hypokalzämie bei Schleifendiureti-
ka).
– Metabolische Alkalose (Erbrechen, NaBic.-Überbehandlung,
Leberkoma).
– Hypokalämische Alkalose (primärer Aldosteronismus, Mine-
ralkortikoidtherapie).

Differentialdiagnose:
– Epilepsie.
– Eklampsie.
– Tetanus.
– Tollwut.
– Vergiftung mit Strychnin.
– Hysterie.
– Opistotonus (Neuroleptika-Vormedikation?, Besserung auf *Akineton!*).

3.5. Akute Nebennierenrindeninsuffizienz

Klinik:
– Exsikkose, Oligurie, evtl. Fieber.
– Hypotonie, evtl. Schock.
– Graues Hautkolorit, evtl. braune Handlinien.
– Diarrhoen, Koliken, Pseudoperitonitis.
– Adynamie, Apathie, Verwirrtheit, Koma.
– Fieber, Schock und petechiale Blutungen beim Waterhouse-Friderichsen-Syndrom.

Sofortmaßnahmen:
– RR messen.
– Blutzuckerstreifentest *(Dextrostix)*.
– Leitung legen und Blutabnahme.
– 500 ml physiologische NaCl-Lösung.

Untersuchungen:
– Erstuntersuchung: Puls ↑, RR ↓, Na(↓), K ↑ oder ↓, BZ ↓, Krea. ↑, BB, BGA (metabolische Azidose); keine Tests! Therapie auch im Zweifelsfall sofort beginnen.
– Evtl. zusätzlich: ZVD, Cl ↓, Ca, basales Plasmakortisol und ACTH, Gerinnungsstatus, Harnstatus, Blutkulturen, sonstige Kulturen.

Therapie:
– Hydrocortison (*Hydrocortone* [A u. CH], *Hydrocortison* [D]) 100 mg i. v. oder, falls nicht vorhanden, 50−100 mg Prednisolon (*Solu-Dacortin* [A u. CH], *Solu-Decortin-H* [D]) i. v. + 50 mg Desoxycorticosteron (*Percorten* [A u. CH]) i. m.
– Flüssigkeitsersatz mit NaCl und Glukose.
  • 500 ml NaCl 0.9 %ig
  • 500 ml Glukose 10 %ig   } bis zu
  • 100 mg *Hydrocortone* [A u. CH] } 4mal/24 h.
    bzw. *Hydrocortison* [D]

- Hyperkaliämiekorrektur mit NaBic.!
- Bei Hypotonie: Volumenersatz (z.B. *Haemaccel*). Bei fehlendem Ansprechen zunächst Dopamin 200 mg in 50 ml NaCl über Motorspritze i. v. beginnend mit 4 ml/h.
- Antibiotische Abschirmung, z.B. 2 × 2 g Epicillin *(Spectacillin)* i. v.
- Blasenkatheter legen und Stundenharnmeßgerät anschließen.

Kontrollen:
Intensivmedizinische Überwachung, RR, Puls, ZVD, Stundenharnvolumen, BGA, Na, K, BZ alle 2−6 Std.

Auslösende Ursachen:
- Abrupter Abbruch einer Kortisontherapie.
- Chronische NNR-Insuffizienz + Streß (OP, Infekt, Trauma, psychisch, Gastroenteritis).
- Akut auftretende NNR-Insuffizienz (NN-Venenthrombose, NNR-Blutung, Waterhouse-Friderichsen-Syndrom, Sepsis, Antikoagulanzientherapie).

Differentialdiagnose:
- Koma (Urämie, Hypoglykämie etc. s. S. 82).
- Akutes Abdomen (Appendizitis).
- Schock.
- Urämie (Fötor, Krea.).
- Hämochromatose (Leber-CT, Eisensättigungsindex, Ferritin).

3.6. Akute diabetische Stoffwechselentgleisung

Klinik:
- Exsikkose (trockene Zunge, stehende Hautfalten).
- Bewußtseinstrübung (Müdigkeit, Somnolenz, Koma oder Unruhe!).
- Evtl. Ketoazidose (Azetongeruch, Kussmaulsche Atmung), Inappetenz, Übelkeit, Erbrechen (vor allem bei Ketoazidose), Kopfschmerzen, Bauchschmerzen, Wadenkrämpfe, Hyporeflexie, schlaffer Muskeltonus, Tachykardie, Gesichtsröte, Pruritus vulvae, oft kein Fieber trotz Infekt.

Sofortmaßnahmen:
- Seitliche Lagerung des bewußtlosen Patienten.
- Blutzuckerstreifentest *(Dextrostix)* → Diagnose.
- 500 ml physiologische NaCl-Lösung anhängen.

Untersuchungen:
- Erstuntersuchung: RR, BZ, Na, K, Harnstoff, BGA, Harnazeton.
- Zusatzuntersuchungen: Harnstatus, Krea., Cl, Phosphat, Mg, Serumosmolarität, EKG, Thorax-Rö., Laktat, β-OH-Buttersäure, Gerinnungsstatus, FT_4, evtl. Anionenlücke berechnen.

Therapie:
Am besten mit 3 verschiedenen Infusionen bzw. Motorspritzen.
1. **Rehydrieren:** 1000 ml 0,9%ige NaCl-Lösung, wenn möglich, unter ZVD-Kontrolle. Infusionsgeschwindigkeit:

ZVD < 3:	1000 ml/h		1. Std. 1000 ml/h
ZVD 3–8:	500 ml/h	**oder**	2.–7. Std. 500 ml/h
ZVD 8–12:	250 ml/h		nach 8. Std. 200 ml/h
ZVD > 12:	Stopp (evtl. 100 ml/h).		

   - Bei sehr hohem Serum-Na (> 155 mmol/l) initial 500 ml 0,45%ige NaCl-Lösung infundieren.
   - Wenn der BZ < 250 mg/dl: NaCl-Lösung durch 5%ige Glukose ersetzen (ca. 1000 ml/5 h).

   Gesamtflüssigkeitsbedarf beträgt meist 3–6 Liter und soll innerhalb der ersten 12–24 Std. ersetzt werden.
2. **Kaliumsubstitution:** Sobald K < 5 mmol/l beginnen.
   Substitutionsgeschwindigkeit:

K < 3,0	mmol/l	→	40–60 mval/h
K 3,0–4,0	mmol/l	→	30 mval/h
K 4,0–5,0	mmol/l	→	20 mval/h

   Die ersten 20 mval sollten als Kaliumphosphat, der Rest als KCl bzw. KBic. gegeben werden. Maximale K-Substitution: 60 mval/h, maximale K-Konzentration 1 mval/10 ml Infusionslösung, Kreatinin berücksichtigen!
3. **Insulin** *(Actrapid, Huminsulin-Normal-Lilly):*
   Bei Hypokaliämie und BZ-Werten über 1000 mg/dl zunächst kein Insulin! Ansonsten Insulinmenge nach u. a. Tabelle:

Blutzucker (mg/dl)	Insulinbolus i. v.	Insulinzufuhr i. v.
300–400	–	2– 4 E/h
400–500	8–12 E	4– 8 E/h
>500	12–16 E	6–10 E/h

Falls nach 2 Std. der BZ nicht um mindestens 10 % des Ausgangswertes gefallen ist, Dosis verdoppeln! Sobald der BZ < 250 mg/dl abgefallen ist, Umstellung auf s. c. Insulingabe. Berechnung der Insulinmenge bei s. c. Gabe:

> Benötigte Insulinmenge (E) = (BZ[mg/dl] − 100)/30

4. **Azidosekorrektur** nur, wenn pH ≤ 7,0 oder $P_{CO_2} < 20$ mmHg oder Bic. < 10 mmol/l oder Serumkalium > 7,5 mmol/l ist, mit NaBic. Substitutionsmenge (mmol/l) = BE × KG × 0,1. Meist reichen 50 mmol NaBic. (≈ 50 ml) in der 1. Std.
5. **Antibiotische Abschirmung:** z.B. Ampicillin (*Binotal* [A u. D], *Penbristol* [CH]) 2 × 2 g i.v.
6. **Heparin** 2 × 7500 IE s.c./24 h. Nur bei starker Exsikkose (Cave: vermehrte Gefahr gastrointestinaler Blutung, aber ebenso erhöhtes Thromboembolierisiko).
7. **O_2-Sonde** 4 l/min.
8. Evtl. **Harnkatheter** und Stundenharnmeßgerät: vor allem bei komatösen Patienten.
9. **Magensonde:** Bei komatösen Patienten Magensaft evtl. stdl. absaugen, evtl. Antazida.

Kontrollen:
Wenn möglich, intensivmedizinische Überwachung (Monitor! Vor allem bei Hypokaliämie), alle 1–2 Std.: BZ, Na, K, BGA, Harnvolumen, RR, Puls, Temperatur, ZVD.

Diagnose:	BZ (mg/dl)	pH-Wert	Harnazeton (Streifentest)
mittelschwere DKA	270–450	7,1–7,3	+ bis + +
schwere DKA	> 450	< 7,1	+ + + bis + + + +
leichte NADST	180–450	> 7,3	+/−
mittelschwere NADST	450–630	> 7,3	< + +
schwere NADST	> 630	> 7,3	< + +

Differentialdiagnose:
− Laktazidose (Biguanide? Laktatbestimmung).
− Urämische Azidose (Krea.? Harnstoff?).
− Alkoholische Ketoazidose (Anamnese, Alkoholbestimmung).
− Andere Komaursachen s. S. 82.

Komplikationen:
− Hirnödem.
− Hypovolämischer Schock.
− Hypoglykämie.
− Thromboembolie.
− Tetanie.
− Disseminierte intravasale Gerinnung.

- Sepsis.
- Rhythmusstörungen.
- Aspiration.
- Dekubitus (Pflege).

Auslösende Ursachen:
- Infekte (Harnwegsinfekte 28%, Pneumonie 20%, grippale Infekte 22%, Enteritis 4%, Gangrän 4%, Cholezystitis 3%, Soor 2%, Sinusitis, Otitis media, Mastoiditis u. a.).
- Therapiefehler.
- Streß (Myokardinfarkt, posttraumatisch, postoperativ, Pankreatitis, zerebrovaskulärer Insult).
- Thyreotoxikose.
- Neu auftretender Diabetes mellitus, Typ I.

3.7. Hypoglykämie

Klinik:
- Heißhunger.
- Kalter Schweiß.
- Tachykardie, Hypotonie.
- Neurohypoglykämie: (Verwirrtheit, Schwindel, gesteigerte Reflexe, epileptiforme Anfälle, Halbseitenzeichen, Somnolenz → Koma).

Sofortmaßnahmen:
- Blutzuckerstreifentest *(Dextrostix)* → Diagnose.
- Leitung legen.
- 100 ml Glukose 33%ig als Kurzinfusion rasch i. v.

Untersuchungen:
- Erstuntersuchung: K, Na, BZ, RR, EKG, (evtl. Krea., BGA, Alkoholspiegel).
- Zusatzuntersuchungen: Bei Nichtdiabetikern weitere Abklärung nötig. BZ, Insulin und C-Peptid zeitgleich abnehmen, 24-Std.-Harnkortisol, FT_4, basales TSH.

Therapie:
Auch im Zweifelsfall Therapie sofort beginnen!
- Zufuhr von 100–200 ml 33%iger Glukose i. v. (protrahierter Verlauf unter oraler Antidiabetika-Medikation möglich). Danach evtl. 10%ige Glukose im Dauertropf (BZ-Kontrollen!).
- Evtl. 1 mg Glukagon i. m. (falls keine i. v. Leitung gelegt werden kann).
- Evtl. Hirnödemprophylaxe bei protrahierter Hypoglykämie.

Diagnose:
Blutglukose < 45 mg/dl bzw. Plasmaglukose < 55 mg/dl.

Kontrollen:
- Intensivmedizinische Überwachung, wenn Hypoglykämie nicht sofort behebbar war.
- Blutzuckertagesprofil.

Differentialdiagnose:
- Apoplexie.
- Koma s. S. 82.
- Schock.
- Epileptischer Anfall.

Auslösende Ursachen:
- Insulinüberdosierung (iatrogen, suizidal).
- Orale Antidiabetika (vor allem Glibenclamid und Tolbutamid).
- Verminderte KH-Zufuhr bzw. vermehrte körperliche Betätigung bei Diabetikern.
- Insulinom, Nesidioblastose.
- Paraneoplastisch.
- Schwere Leberfunktionsstörung.
- Alkohol, β-Blocker, Tetrachlorkohlenstoff, Strychnin, Knollenblätterpilz, ASS, Paracetamol, INH, Sulfonamide, Kumarole, PAS, Phenylbutazon, MAO-Hemmer.

3.8. Akuter Gichtanfall

Klinik:
Meist monoartikulärer Befall.
Bevorzugter Gelenkbefall: Großzehengrundgelenk > Sprunggelenk > Knie > Tarsalgelenke >> Schulter, Ellbogen, Hand-, Fingergelenke.

Untersuchungen:
- Erstuntersuchung: RR, BZ, BB, Harnsäure (oft normal).
- Zusatzuntersuchungen: Krea., BZ, BSG, Harnstatus, Nieren-US (Nephrolithiasis?), 24-Std.-Harnsäureausscheidung, Lipide, orale Glukosetoleranz.

Therapie:
- Kalte Umschläge (Kryotherapie).
- Ruhigstellung und Hochlagerung des betroffenen Gelenkes.
- Nichtsteroidale Antiphlogistika: z.B. Indometacin (*Indocid*

[A u. CH], *Amuno* [D]) 50 mg i. m., danach 2 × 50 mg p. o. **oder** Diclofenac 75 mg *(Voltaren)* i. m. (KI: Ulkus, Leukopenie).
– Evtl. Glukokortikoide: 40 mg *Urbason* p. o.
– Allopurinol (*Urosin* [A u. D], *Zyloric* 300 mg/Tag (Ziel: Harnsäure < 5 mg%).
– Evtl. Urikosurika: z. B. Probenecid (*Benemid* [CH] 0,5 g) 3 × ½(−1) Tbl./Tag (KI: Nierenkrankheiten). Zur Harnsteinprophylaxe, Harn alkalisieren mit *Uralyt-U-Granulat* 3 × 2,5 g/ Tag.

Auslösende Ursachen:
– Alkoholexzeß.
– KH-Mangelernährung.
– Thiazidtherapie.

Assoziierte Krankheiten:
– Diabetes mellitus.
– Hypertonie.
– Adipositas, Fettstoffwechselstörung.
– Nephropathie.
– Hepatopathie.

4. Gastrointestinale Notfälle

4.1. Akutes Abdomen

Klinik:
- Heftige Bauchschmerzen, oft plötzlich auftretend, oft zunächst diffus in der Bauchmitte, später eher lokalisiert.
- Palpatorisch: Druckschmerz, Loslaßschmerz, Klopfschmerz, Defense evtl. brettharter Bauch, rektaler Druckschmerz bei Prozessen im kleinen Becken.
- Kreislaufverfall: Tachykardie, Blässe, Schock, evtl. Exsikkosezeichen.
- Erbrechen, Obstipation, evtl. Oligurie.
- Schonhaltung.
- Unruhe, oberflächliche Atmung.

Sofortmaßnahmen:
- Leitung legen, Blutabnahme.
- Butylscopolamin 20 mg (1 ml *Buscopan*) i. v.
- 500 ml physiologische NaCl.
- Möglichst keine Analgetika (Erschwerung der Diagnostik).
- Bei Schock: Schocktherapie (Volumenersatz! s. S. 10).

Untersuchungen:
- Erstuntersuchung: BB, Elektrolyte, BZ, GOT, GPT, ALP, Bilirubin, Amylase, Krea., CPK, Harnstatus, RR, Puls, EKG, Temperatur (rektal/axillär), Abdomen-Leer-Rö. im Stehen oder in Linksseitenlage (Exsudatverschattung? Darmgasspiegel? Freie Luft unter beiden Zwerchfellkuppeln?), Thorax-Rö. (Pneumonie? Erguß?).
- Zusatzuntersuchungen: Notfallgastroskopie, OB-Sonographie, Gastrographinschluck, Urographie, Zöliakographie, chirurgischer, gynäkologischer, urologischer Konsiliar, Abdomen-CT, BGA, Gerinnungsstatus, Immunprogramm (SMA, ANA, AMA), Porphyrine, Lipide, Hämolyseparameter, Virustiter, Hepatitisserologie, Luesserologie etc.

Ursachen und Differentialdiagnosen:

epigastr.:
Magenperforation
Myokardinfarkt
Refluxösophagitis
Mallory-Weiss-Syndrom
Mesenterialarterienverschluß
Aortenaneurysma
Basale (Pleuro)pneumonie

re. OB:
Gallenkolik
Cholezystitis (ca. 10%)
Gallenblasenempyem
Appendizitis
Nierenkolik
Pankreatitis
Stauungsleber

li. OB:
Ulkus(-perforation)
Milzinfarkt/-ruptur
Nierenkolik/-infarkt
Myokardinfarkt
Pankreatitis

re. UB:
Appendizits (ca. 52%)
Akute Ileitis
Morbus Crohn
Yersinien, Tbc,
Aktinomykose

li. UB:
Sigmadivertikulitis

re. oder li. UB:
Adnexitis
Stielgedrehte Ovarialzyste
Nierenkolik
Extrauterine Gravidität
Inkarzerierte Hernie
Ileus (ca. 17,5%)

Diffuse abdominelle Beschwerden:
– Alle obenangeführten Ursachen.
– Pseudoperitonitis diabetica.
– Akute intermittierende Porphyrie.
– Infektiöse Krankheiten: Coxsackie, Malaria, EBV, Lepto-
  spiren, Meningitis.
– Mesenterialgefäßverschluß.

- Aneurysma dissecans der Aorta abdominalis.
- Pfortaderthrombose (US! Hämorrhagischer Aszites!)
- Purpura Schönlein-Hennoch.
- Kollagenosen: SLE, Panarteriitis nodosa.
- Intoxikationen (Alkohol, Pb, Sulfide, Th, As).
- Hämolytische Krise, Sichelzellanämie.
- Urämie.
- Morbus Addison (RR ↓, Gewicht ↓, Adynamie).
- Tabes dorsalis.
- Psychisch.
- Abdominelle Epilepsie.
- Deckplatteneinbruch.
- Hyperlipoproteinämie.
- Spannungspneumothorax (s. S. 30).

4.2. Obere gastrointestinale Blutung

Klinik:
- Hämatemesis (kaffeesatzartig, oder hellrotes Blut, im Zweifelsfall mit Hämoccult auf Blut prüfen).
- Meläna.
- Evtl. Anämie, hypovolämischer Schock (oft Erstsymptom), Tachykardie, Unruhe.

Untersuchungen:
- Erstuntersuchung: RR, Puls, ZVD, BB, Na, K, Krea., Harnstoff, Protein, BGA (Azidose), Gerinnungsstatus (PT, PTT), Blutgruppe, Kreuzversuch, Notfallgastroskopie.
- Zusatzuntersuchungen: GOT, GPT, ALP, Bilirubin, CHE, Ammoniak, Abdomen-US (Leber? Pfortader? Milz? Aszites?).

Therapie:
- Notfallendoskopie: Lokalisation? Sklerosierung, Umspritzung, Koagulation.

Allgemeine Maßnahmen:
- Absolute Nahrungskarenz (parenterale Ernährung), Bettruhe.
- Volumensubstitution mit *Haemaccel* bis zum Eintreffen der Blutersatzstoffe (Ery-Konzentrat, Frischplasma, Frischblut s. S. 65).
- Blutabsaugung (endoskopisch oder über Magensonde! Cave: Ösophagusvarizen!).
- Thrombokinase (*Tachostyptan* [A u. D]) 2(−4) × 10 mg/Tag langsam i. v.

- Tranexamsäure *(Cyklokapron)* 2(−4) × 0,5 g/Tag langsam i. v.
- Schluckthrombin *(Topostasin)* in kaltem Wasser über Magensonde (kann alle 4 Std. wiederholt werden).
- Sedieren mit Diazepam *(Valium)* bei Bedarf.

Maßnahmen bei blutendem Ulkus:
- Antacida, z.B. *Maalox-orale* (A), *Maaloxan* (CH u. D) 30 ml über Magensonde (pH des Magensaftes messen, soll > 3,5 sein).
- Sucralfat *(Ulcogant)* 4 × 1 g über Magensonde.
- Ranitidin 2(−3) × 50 mg/Tag *(Ulsal* [A], *Zantac* [A], *Zantic* [CH u. D]) i. v.
- Pirenzepin *(Gastrozepin)* 2 × 10 mg/Tag i. v.
- Evtl. Somatostatin *(Stilamin-Serono* [CH u. D]) 250 µg i. v., danach 250 µg/h über Motorspritze.
- Evtl. chirurgische Intervention.

Maßnahmen bei Ösophagusvarizenblutung:
- Wenn möglich, sofortige Notfallsendoskopie und endoskopische Blutstillung; ansonsten:
- Sengstaken-Sonde legen (Einführen durch die Nase, Magenballon mit 200 ml Luft füllen, zurückziehen und an Zugvorrichtung mit 250 g-Gewicht beschweren, Ösophagusballon mit 100 ml Luft füllen, Druck initial auf 40−50 mmHg einstellen, Markieren der Sondenlage, radiologische Lagenkontrolle), regelmäßige Druckmessung im Ösophagusballon, regelmäßig Rachen absaugen.
- Terlipressin *(Glycylpressin* [A u. D], *Glypressin* [CH]) 1−2 mg i. v., danach alle 4−6 h 1 mg i. v., oder als Infusion maximal 6 × 20 µg/kg KG/Tag.
- Vitamin K *(Konakion)* 20 mg/Tag i. m.
- Paromomycin *(Humatin)* 3(−6) × 1 g gelöst über die Sonde zur Darmsterilisation.
- Laktulose *(Laevilac* [D], *Gatinas* [CH]) 1−3 Eßl./Tag, Dosis steigern bis Stuhl weich wird.
- Sklerosierung, wenn Blutung nicht steht, oder nach erfolgreicher Blutstillung mit Sengstaken-Sonde.

Ursachen:
- Ösophagusvarizenblutung (im Zweifelsfall Sengstaken-Sonde legen).
- Mallory-Weiss-Syndrom.
- Exulceratio simplex Dieulafoy.
- Akute erosive Gastritis.
- Magenulkus, Duodenalulkus.
- Ösophagitis (meist Refluxösophagitis bei Hiatusgleithernie).
- Blutender Tumor.

- Alkohol, Kortikosteroide, nichtsteroidale Antiphlogistika (ASS etc.).
- In den Ösophagus perforiertes Aortenaneurysma.
- Stauungsgastritis (Rechtsherzinsuffizienz, portale Hypertension).
- Urämie.

4.3. Akute Pankreatitis

Klinik:
- Oft akut rezidivierende Pankreatitiden.
- Heftiger, krampfartiger, gürtelförmiger Schmerz im linken Oberbauch.
- Übelkeit, Erbrechen ohne Erleichterungsgefühl.
- Prallelastisches Abdomen („Gummibauch"), Meteorismus, (Sub)ileus.
- Fieber, Rubeosis faciei.
- Evtl. Schockzeichen.
- Evtl. Ikterus, Tetanie, Hämatemesis, Meläna.
- Alkoholanamnese, Gallensteinanamnese.

Untersuchungen:
- Erstuntersuchung: Na, K, BZ, ALP, Bilirubin, LDH, GOT, GPT, Amylase, Krea. im Harn und Serum, Gerinnungsstatus (PT, Fbg.), BB, Abdomen-US (Pankreasvergrößerung? Nekrosen? Pseudozysten?), Abdomen-Leer-Rö. (Spiegelbildungen? Geblähte Dünndarmschlingen? Verkalkungen?), RR, EKG (Cave: Vortäuschung eines HW-Infarktes), Thorax-Rö. (linksseitiger Pleuraerguß? Plattenatelektasen?), chirurgischer Konsiliar.
- Zusatzuntersuchungen: Pankreaslipase, Chymotrypsin im Stuhl, Schweißtest, LAP, ERC, Lipide, Mg, Protein, PTH, IPE, Methämoglobinnachweis, Abdomen-CT.

Therapiemöglichkeiten:
- Absolute Nahrungskarenz, parenterale Ernährung, Flüssigkeit- und Elektrolytkorrektur.
- Magensonde und permanente Absaugung des Magensaftes, evtl. Antazida.
- Cimetidin (*Cimetag* [A], *Tagamet*) bis zu 6 × 200 mg pro Tag i.v.
- Antibiotische Abschirmung: z.B. Piperacillin *(Pipril)* 3 × 2(−4) g i.v. oder Tetracycline (z.B. *Vibravenös* 2 × 100 mg/ Tag i.v.).

– Bei Schmerzen: Butylscopolamin *(Buscopan)*, Pethidin *(Dolantin* [CH u. D], *Alodan „Gerot"* [A]), Pentazocin *(Fortral* [A u. D], *Fortalgesic* [CH]) oder Buprenorphin *(Temgesic)*.
– Calcitonin: 300 MRC-Einheiten/Tag ($\approx$ 3 ml *Calcitonin Sanabo* [A], *Karil* [D]) per inf.
– Evtl. Somatostatin 3,5 µg/kg KG/h *(Stilamin-Serono* [CH u. D]).
– ERC und endoskopische Papillotomie bei biliärer Genese.
– OP bei nekrotisierender Pankreatitis, Hb-Abfall, Leuko > 20 000, Nierenversagen, respiratorischer Insuffizienz.
– Prophylaxe einer Verbrauchskoagulopathie mit 200–400 IE Heparin/h.

Komplikationen:
– Abszeßbildung.
– Aszites.
– Ileus.
– Schock.
– Enzephalopathie.
– Nierenversagen.
– Respiratorische Insuffizienz.

Prognose schlecht bei:
– Auftreten von Komplikationen.
– BZ > 200 mg/dl, Leuko > 16 000, LDH > 700 U/l, GOT > 250.
– Alter > 55 Jahre.

Differentialdiagnose: (s. auch akutes Abdomen S. 50).
– Akute Cholezystitis.
– Penetrierendes Ulcus ventriculi/duodeni.
– Milzinfarkt.
– Akute intermittierende Porphyrie.
– Basale Pneumonie.
– Mesenterialinfarkt.
– Strangulationsileus.
– Aneurysma dissecans.
– Extrauteringravidität.
– Myokardinfarkt.
– DD der Amylaseerhöhung: Makroamylasämie, Parotitis.

Auslösende Ursachen:
– Alkoholexzeß.
– Choledocholithiasis.
– Medikamente (Steroide, Thiazide, Azathioprin).
– Viraler Infekt.
– Hyperparathyreoidismus, Hyperkalzämie.

4.4. Akutes Leberversagen

Klinik:
- Bewußtseinsveränderungen, Enzephalopathie (s. Stadien).
- Foetor hepaticus.
- Evtl. Ikterus.
- Evtl. Zeichen der portalen Hypertension, Aszites etc.
- Evtl. Spider-Nävi u. a. Leber-Haut-Zeichen.
- Evtl. akutes Nierenversagen.

Untersuchungen:
- Erstuntersuchung: RR, GOT, GPT, alkalische Phosphatase, γ-GT, Bilirubin gesamt, Bilirubin direkt, Gerinnungsstatus (PT $\downarrow$), Na, K($\downarrow$), BZ($\downarrow$), Krea.($\uparrow$), Phosphat, neurologischer Konsiliar, EKG, BGA (metabolische Alkalose).
- Zusatzuntersuchungen: Hepatitisserologie + HDV, Virustiter (EBV, CMV), Ammoniak, Eisen, Transferrin, Ferritin, α_1-Antitrypsin, CHE, Laktat, Kupfer, Zöruloplasmin, EEG, Paracetamol-Blutspiegel.

Stadien:
I: Prodromalstadium: Patient wach, zeitlich und örtlich desorientiert, dysphorisch, evtl. Halluzinationen, Unruhe.
II: Drohendes Koma: Patient somnolent, reagiert auf Ansprechen, evtl. Delir.
III: Stupor: Patient nicht ansprechbar, reagiert auf Schmerzreiz, Bradypnoe.
IV: Tiefes Koma: Reflexe herabgesetzt (Letalität: ca. 90%).

Komplikationen und Therapie:
- Enzephalopathie:
  - Verminderung der NH_4-Belastung: eiweißarme Diät. Laktulose (*Laevilac* [D], *Gatinar* [CH]) beginnend mit 3 × 1 Eßl./Tag p.o. oder über Magensonde, Dosis steigern bis der Stuhl weich wird. Oder Darmsterilisation mit Paromomycin *(Humatin)* 50(−75) mg/kg KG/Tag p.o. oder über Magensonde. Bei Blutung Einlauf mit Magnesiumsulfat und Laktulose.
  - Behandlung einer Hypoglykämie: Stdl. BZ-Kontrollen! Gabe von 50 ml 50%iger Glukose sobald BZ < 65 mg/dl (< 3,5 mmol/l) fällt.
- Hirnödem: (Korreliert meist mit dem Grad der Enzephalopathie!) Mannit 20%ig beginnend mit 100 ml rasch i. v. etwa alle 8−12 Std. im Stadium I. Je nach Komatiefe steigern bis zu 100 ml/h im Stadium IV (Kontrolle der Serumosmolarität und des Harnvolumens!); evtl. Hämofiltration/Hämodialyse.

- Sepsis: Beginnen mit Piperacillin *(Pipril)*, Erweiterung mit Cephalosporin + Aminoglykosid + Metronidazol. (Häufige Blutkulturen!)
- Blutungen: Ranitidin *(Ulsal* [A] *Zantac* [A], *Zantic* [CH u. D]) 3 × 50 mg/Tag i.v. Gabe von Frischplasmen und Thrombozytenkonzentraten bei Bedarf (s. S. 68).
- Nierenversagen: Dopamin in niedrigen Dosen (2−4 µg/kg KG/h) i.v. Hämodialyse wenn Krea. > 5 mg/dl. (Cave: nephrotoxische Substanzen!)
- Hämodynamisches Versagen: Volumengabe (Humanalbumin), Dopamin, Dobutamin *(Dobutrex)* oder Adrenalin *(Suprarenin* [A u. D]).
- Respiratorische Insuffizienz: s. S. 32.
- Allgemeine Maßnahmen: Vitamin K *(Konakion)* 2 × 20 Trpf./Tag p.o., Multivitaminpräparate (z.B. *Protovit* [A u. CH], *Protovita* [D]) 2 × 20 Trpf./Tag, Folsäure *(Folsan* [A u. D], *Folvite* [CH]) 2 × 5 mg/Tag p.o.
- Evtl. notfallmäßige Lebertransplantation.

Differentialdiagnose:
- Alle Komata (s. S. 82).
- Sepsis mit Ikterus.
- Alkoholentzug, Delir.
- Verbrauchskoagulopathie.
- Postoperatives Nierenversagen bei Verschlußikterus.

Auslösende Ursachen:
- Fulminante Hepatitis.
- Toxische Leberschädigung (Halothan, Tetrachlorkohlenstoff, Knollenblätterpilz, NSAR, Idiosynkrasie).
- Akute alkoholische Hepatitis.
- Budd-Chiari-Syndrom.
- Akute Fettleberhepatitis in der Schwangerschaft.
- Akutes Leberversagen auf dem Boden einer chronischen Lebererkrankung.
- Gastrointestinale Blutung.
- Bakterielle Infektionen, Endotoxinämie.
- Paracetamol (N-Acetyl-Cystein als Antidot geben!).

Kontraindiziert:
- Sedativa.
- Psychopharmaka.
- Kortison.

4.5. Gallenkolik

Klinik:
- Wellenförmiger Schmerz im rechten Oberbauch oder Epigastrium, Ausstrahlung in die rechte Schulter oder gürtelförmig in den Rücken.
- Übelkeit, Erbrechen.
- Evtl. Ikterus.

Untersuchungen:
- Erstuntersuchung: Temperatur, BB, Na, K, BZ, GOT, GPT, ALP, Bilirubin, Amylase, Abdomen-US (Cave: normale Sonographie schließt Choledocholithiasis nicht aus!), Abdomen-Leer-Rö.
- Zusatzuntersuchungen: ERCP, PTC, BSG, Elphor, LAP, Cholesterin.

Therapie:
- Nahrungskarenz, parenterale Ernährung.
- Spasmolytika: z.B. Butylscopolamin 20 mg (1 ml *Buscopan*) i.v., i.m., oder s.c. Kann mehrmals täglich wiederholt werden.
- Analgetika: z.B. Pethidin (*Dolantin* [CH, D]) 50 mg plus Isosorbiddinitrat (nicht retardiert!) 4 × 5 mg/Tag p.o. oder s.l. Oder evtl.Diclofenac 75 mg *(Voltaren)* i.m.
- Bei Verdacht auf Cholangitis: Cefoxitin *(Mefoxitin)* 2 × 2 g/Tag, Piperacillin *(Pipril)* 3 × 2(−4) g/Tag evtl. + Tobramycin (*Tobrasix* [A], *Obracin* [CH], *Gernebcin* [D]) 2(−3) × 80 mg/Tag.
- Operation (bei akuter Cholezystitis, Gallenblasenempyem, Choledocholithiasis, Gallensteinileus, Verdacht auf Perforation oder nach Abklingen der Akutzeichen).

Differentialdiagnose:
- Siehe akutes Abdomen S. 50 (Ulkus, Pankreatitis, Nierenkolik, Appendizitis, Myokardinfarkt, Pneumonie, Porphyrie etc.).

Komplikationen:
- Cholezystitis, Empyem.
- Cholangitis.
- Sogenannte „biliäre" Pankreatitis.
- Gallensteinileus.

Ursachen:
- Vegetative Labilität (Gallengangsdyskinesie).
- Cholangitis, Cholecystitis (Fieber, Koliken, Leukozytose, rezidivierender Ikterus; Galle zur Bakterienkultur einsenden!).

– Papillenstenose.
– Cholelithiasis.
– Nahrungsmittelintoleranz.
– Endokrine Krankheiten.
– Postcholezystektomiesyndrom.

4.6. Ileus

Klinik:
– Krampfartige abdominelle Schmerzen (mechanischer Ileus).
– Metallische (mechanischer Ileus) oder fehlende Darmgeräusche (paralytischer Ileus).
– Stuhl- und Windverhalten, evtl. Durchfall.
– Meteoristisch geblähtes Abdomen.
– Erbrechen.
– Evtl. akute Peritonitis (harter Bauch, Druck-, Klopf-, Loslaßschmerz).
– Evtl. Schocksymptomatik (Tachypnoe, Tachykardie, kalter Schweiß).

Untersuchungen:
– Erstuntersuchung: Abdomen-Leer-Rö. (Spiegelbildungen?), Abdomen-US (Darmmotilität?), Na, K, Krea., BZ, Amylase, BB, Temperatur, RR, BGA, chirurgischer Konsiliar.
– Zusatzuntersuchungen: Blutkulturen, Harnstatus, ALP, GOT, δ-Aminolävulinsäure, Serumlaktat, Abdomen-CT, evtl. Angiographie, evtl. Notfallaparotomie.

Therapie:
Paralytischer Ileus:
– Magen-Dauersonde evtl. mit Dauersog.
– Absolute Nahrungskarenz, parenterale Ernährung, Flüssigkeits- und Elektrolytersatz, Einfuhr-/Ausfuhr-Bilanz.
– Depot-Heparin 2(−3) × 5000 IE s.c.
– Dunstwickel.
– Distigmin *(Ubretid)* 2 × 0,5 mg/Tag i.m.
– Ggf. Schocktherapie (Volumensubstitution).
– Bei Zeichen des Nierenversagens frühzeitige Dialyse.
– Evtl. antibiotische Abschirmung: z.B. Cefoxitin *(Mefoxitin)* 2 × 2 g i.v. und Tobramycin *(Tobrasix* [A], *Obracin* [CH], *Gernebcin* [D]) 2(−3) × 80 mg i.v.
Mechanischer Ileus:
– Chirurgische Therapie!

Komplikationen:
- Schock (hypovolämisch und/oder septisch).
- Akutes Nierenversagen.
- ARDS.
- Durchwanderungsperitonitis.
- DIG.
- Gastrointestinalblutung.

Differentialdiagnose:
- Appendizitis (Temperaturdifferenz rektal-axillär > 1 °C).
- Intraabdominelle Abszesse, Blutung, Perforation.
- Bakterielle Peritonitis.
- Pseudoperitonitis diabetica.
- Pankreatitis.
- Sepsis (Leuko ↑, Stabkernige ↑, Thrombo ↓, Phosphat ↓).

Auslösende Ursachen:
- Gastrointestinaltumore ⎫
- Invagination, Strangulation ⎬ mechanischer Ileus
- Bridenileus nach Laparotomie ⎭
- Postoperativ
- Akuter Morbus Crohn ⎫
- Intoxikation (Blei etc.) ⎪
- Mesenterialgefäßverschluß (blutige ⎪
  Diarrhoe!) ⎪
- Abdominelle Entzündungen ⎬ paralytischer
- Pankreas-Gallenwege-Erkrankungen ⎪ Ileus
- Akute intermittierende Porphyrie ⎪
- Koma ⎪
- Gastrointestinalblutung ⎪
- Hypokaliämie ⎭

4.7. Akute Gastroenteritis

Klinik:
- Erbrechen, wäßrige oder blutige Diarrhoe, evtl. Koliken.
- Evtl. Fieber, evtl. Sepsiszeichen.
- Evtl. Exsikkose.
- Evtl. Schockzeichen.

Sofortmaßnahmen:
- Leitung legen, Blutabnahme.
- 500 ml physiologische NaCl-Lösung anhängen.

Untersuchungen:
- Erstuntersuchung: BB, Na, K, BZ, BGA, Stuhlkultur, Temperatur, RR, EKG, Blutkultur bei mehr als 38°C, Körpergewicht.
- Zusatzuntersuchungen: Abdomen-US (Leberabszeß?), Osmolarität, Gerinnungsstatus, Titerbestimmungen (Campylobacter jejuni, Yersinien u. a.), Mantoux-Probe.

Therapie:
(Wenn möglich, Patienten auf Infektionsstation legen).
- Flüssigkeitssubstitution mit physiologischer NaCl-Lösung und 5%iger Glukose.

$$\text{Wasserdefizit [l]} \approx ([\text{Serum-Na} - 140]/140) \times \text{kg KG} \times 0,6$$

- Elektrolytkorrektur mit KBic. bei vorwiegender Diarrhoe bzw. mit KCl bei vorwiegendem Erbrechen.
- Lactulose (*Laevilac* [D], *Gatinar* [CH]) 3 × 1 Eßl. (beschleunigt Bakterienelimination).
- Antibiotika: Initialtherapie mit Ampicillin (*Binotal* [A u. D], *Penbristol* [CH]) 2(−3) × 2 g/Tag i. v., evtl. + Tobramycin (*Tobrasix* [A], *Obracin* [CH], *Gernebcin* [D]) 2(−3) × 80 mg/Tag i. v. Bei bekanntem Erreger s. unten.
- Zurückhaltung mit peristaltikhemmenden Mitteln! (Selbstreinigungseffekt!) Nur im Notfall Tinctura opii oder Loperamid *(Imodium)* p. o.

Kontrollen:
RR, Temperatur, Gewicht täglich, Stundenharnvolumen, Elektrolyte.

Auslösende Ursachen und Differentialtherapie:
- Salmonellen (Typhus, Paratyphus, Enteritis) → Ampicillin oder TMPS oder Chloramphenicol.
- Shigellen (Dysenterie) → Ampicillin oder TMPS oder Chloramphenicol.
- Entamoeba histolytica (Amöbenruhr) → Metronidazol *(Flagyl)* 4 × 500 mg/Tag (7 Tage).
- Tbc → INH + Rifampicin + Ethambutol (Dosierung s. S. 30).
- Vibrio cholerae (Cholera) → Tetracyclin/TMPS.
- Yersinien → Tetracyclin/Streptomycin.
- Clostridium difficile (pseudomembranöse Kolitis nach langer Antibiotikagabe!) → in leichten Fällen Cholestyramin *(Quantalan)* 4 × 4 g/Tag, in schweren Fällen 500 mg Vancomycin in 100 ml Wasser auflösen, davon 4 × 25 ml/Tag p. o.
- Candida (Soorenteritis, Immunsuppressiva? Mundschleim-

haut?) → *Mycostatin* [A u. CH]- bzw. *Moronal* [D]- Suspension 4 × 4(−6) ml/Tag, evtl. Ketoconazol *(Nizoral)* 1 Tbl./Tag.

4.8. Parenterale Ernährung

Indikationen:
– Patient ist voraussichtlich längere Zeit unfähig, Nahrung aufzunehmen (Koma, Anorexie, Carcinom etc.).
– Entlastung von Organen, z. B. Pankreatitis, Kolitis, Morbus Crohn, Fisteln etc.
– Rascher Gewichtsverlust von mehr als 10%.
– Postaggressionszustände (Trauma, Operationen, Akuterkrankungen etc.).

Kontraindikationen:
– Möglichkeit der enteralen (Sonden-)Ernährung.
– Hyperglykämie > 500 mg%.
– Schwere Elektrolytentgleisungen (vorher korrigieren).
– Hyper-/Dehydration (vorher korrigieren).
– Kontraindikation für die Lipidgabe:
  • absolute KI:
    unmittelbar postoperativ, Schock, Hypoxie, Azidose, ARDS, akuter Myokardinfarkt;
  • relative KI:
    Fettstoffwechselstörung, Hepatopathie, Niereninsuffizienz, Thrombose, Koagulopathie, Schwangerschaft, schwere Arteriosklerose, Lungenödem.

Untersuchungen (Kontrollen):
– Täglich: Flüssigkeitsbilanz, Na, K, BZ, BGA, Temperatur, RR, ZVD, BB, Körpergewicht.
– Alle 2−3 Tage: BB, GOT, GPT, γ-GT, Bilirubin, Protein, Serum- und Harnosmolarität, Mg, Phosphat, Krea., Harnstoff, Harnsäure, Triglyzeride, Laktat, evtl. Harnkrea., Harnstoff in 24-Std.-Harn und Harnelektrolyte, KOD.

Therapie mit Mischinfusionen:
Herstellung der Lösungen in der angegebenen Reihenfolge! Je 3−5 g Glukose sollten mit 1 E Altinsulin *(Actrapid)* abgedeckt werden. Gewünschte Infusionsgeschwindigkeit: 1 ml Nährlösung/kg KG/h. Bei Therapiebeginn von diesem Wert 30 ml/h abziehen und alle 8 Std. Infusionsgeschwindigkeit um 5 ml/h steigern, bis nach 48 Std. die gewünschte Infusionsgeschwindigkeit erreicht ist.

	Fetthaltige Lösungen	Fettfreie Lösungen
I. Periphere Lösung	(ca. 1200 kcal/l)	(ca. 1000 kcal/l)
Glukose 30%ig	250 ml	500 ml
Amino Mel Optimal (A) 10%ig	500 ml	500 ml
Intralipid 20%ig	250 ml	–
Kalium	nach Bedarf	nach Bedarf
Glukose-1-phosphat	nach Bedarf	nach Bedarf
Spurenelemente	nach Bedarf	nach Bedarf
Soluvit	nach Bedarf	nach Bedarf
Vitalipid (A u. CH)	nach Bedarf	–
Heparin	5000 E	5000 E
Actrapid	nach Bedarf	nach Bedarf
II. Zentralvenöse Lösungen		
– **Normal-Lösung:**	(ca. 1500 kcal/l)	(ca. 1600 kcal/l)
Glukose 60%ig	250 ml	500 ml
Amino Mel Optimal (A) 10%ig	500 ml	500 ml
Intralipid 20%ig	250 ml	–
Kalium	nach Bedarf	nach Bedarf
Glukose-1-phosphat	nach Bedarf	nach Bedarf
Spurenelemente	nach Bedarf	nach Bedarf
Soluvit	nach Bedarf	nach Bedarf
Vitalipid (A u. CH)	nach Bedarf	–
Heparin	5000 E	5000 E
Actrapid	nach Bedarf	nach Bedarf
– **Nieren-Lösung:**	(ca. 1850 kcal/l)	(ca. 1000 kcal/l)
Glukose 60%ig	500 ml	30%ig 750 ml
Amino Mel Uro (A) 5%ig* (bzw. Nephro)	250 ml	250 ml
Intralipid 20%ig	250 ml	–
Kalium	(nach Bedarf)	(nach Bedarf)
Glukose-1-phosphat	(nach Bedarf)	(nach Bedarf)
Spurenelemente	nach Bedarf	nach Bedarf
Soluvit	nach Bedarf	nach Bedarf
Vitalipid (A u. CH)	nach Bedarf	–
Heparin	5000 E	5000 E
Actrapid	nach Bedarf	nach Bedarf

---

* Aminomel Uro 5%ig abwechseln mit Aminomel Optimal 10%ig geben. Bei Aminomel Nephro ist kein Wechsel nötig (nach Kleinberger).

	Fetthaltige Lösungen	Fettfreie Lösungen
– **Leber-Lösung:**	(ca. 1260 kcal/l)	(ca. 1300 kcal/l)
Glukose 60%ig	400 ml	500 ml
Amino Mel Hepa	500 ml	500 ml
Intralipid 20%ig	100 ml	–
Kalium	nach Bedarf	nach Bedarf
Glukose-1-phosphat	nach Bedarf	nach Bedarf
Spurenelemente	nach Bedarf	nach Bedarf
Soluvit	nach Bedarf	nach Bedarf
Vitalipid	nach Bedarf	–
Heparin	5000 E	5000 E
Actrapid	nach Bedarf	nach Bedarf

5. Hämatologische Notfälle, Gerinnungsstörungen und Sepsis

5.1. Transfusionstherapie

5.1.1. Anämie

Indikation zur Erythrozytengabe
– Hb < 8 mg/dl.
– Symptomatische Anämie (Tachykardie, RR niedrig, etc.)

Bemerkungen:
Meist wird eine Hb-Konzentration von 9–10 mg/dl angestrebt. Austesten nicht vergessen! Gewaschene Erythrozyten werden von Patienten mit Proteinüberempfindlichkeit besser toleriert, haben jedoch eine längere Vorbereitungszeit. Gewaschene, deleukozytierte Erythrozytenkonzentrate werden Patienten gegeben, welche nicht gegen HLA-Merkmale sensibilisiert werden sollen, oder wenn Patienten auf Blutübertragungen wiederholt fieberhaft reagiert haben. Bei befürchtetem Transfusionszwischenfall Testdosis von 20 ml geben → 30 min warten; wenn keine Reaktion → 50 mg Prednisolon (*Solu-Dacortin* [A u. CH], *Solu-Decortin-H* [D]) i. v., danach restliche Erythrozytenmenge geben. Bei Blutverlusten > 50% muß Vollblut oder zusätzlich Humanalbumin bzw. Frischplasma gegeben werden. Menge des benötigten Humanalbumins richtet sich nach dem kolloidosmotischen Druck.

Indikation zur Vollblut- bzw. Frischblutgabe:
– Starke Blutung mit Blutverlusten > 50%.
– Blutung mit Thrombopenie < 50000.

Bemerkungen:
Frischblut ist Vollblut, welches weniger als 72 Std. alt ist. Vorteile von Frischblut gegenüber Vollblut: Intakte Gerinnungsfaktoren (außer Faktor 8), Vermeidung von Mikroaggregationen, hohe 2,3-DPG-Spiegel, guter O_2-Transport. Frischblut sollte deshalb gegenüber Vollblut bevorzugt werden. Bei großen Transfusionmengen (8–10 Konserven/24 h) Unterkühlung (Auftreten von Rhythmusstörungen) sowie Thrombopenie möglich!

5.1.2. Thrombozytopenie

Indikation zur Thrombozytengabe:
- Thrombo < 10 000.
- Thrombo < 20 000 und Blutungsneigung.
- Thrombo < 50 000 und akute Blutung bzw. chirurgischer Eingriff.
- Sofortige Thrombozytengabe bei: Hämatemesis, Meläna, retinaler Blutung, zerebrovaskulärer Blutung, schnellem Hb-Abfall.
- Thrombozytengabe innerhalb von 12 Std. nötig bei: disseminierten Hautblutungen, resistenten Gingivablutungen oder Epistaxis, Hämoptoe, vaginaler Blutung, Hämaturie.
- Zuwarten möglich bei: kleineren Haut- und Schleimhautblutungen. In diesen Fällen Gabe von Tranexamsäure (*Cyklokapron*) 2 × 0,5 g/Tag und Thrombokinase (*Tachostyptan* [A u. D]) 3 × 10 mg/Tag.

Bemerkungen:
Bei Patienten, die vermutlich Langzeitsubstitution erfordern, Einzelspenderthrombozyten bevorzugen, wenn möglich von HLA-kompatiblem Spender. 1 Std. nach Thrombozytengabe Kontrolle der Thrombozytenmenge im peripheren Blut. Bei vermehrtem Thrombozytenabbau mehrere kleine Portionen über den Tag verteilt geben. Bei Patienten bei denen Knochenmarktransplantation in Frage kommt: keine Thrombozyten von verwandten Spendern!! Thrombozytenkonzentrate nicht im Kühlschrank lagern! Bei Zimmertemperatur maximal 48 Std. haltbar.

5.1.3. Leukopenie

Indikation zur Leukozytengabe:
Bei Granulozytopenie < 500 und nicht beherrschbarem Infekt:
- Erfolglose antibiotische Therapie über mindestens 24(−72) Std.
- Fieber > 38 °C (mind. 3 von 4 Messungen) in den letzten 24 Std.
- Weichteilphlegmone, Lungeninfiltrate, Zeichen des septischen Schocks (auch ohne Fieber).

Bemerkungen:
Leukozytenkonzentrate vor Verabreichung bestrahlen. Langfristige und reichliche Gabe. Als Nebenwirkung können evtl.

Schüttelfrost und Fieber auftreten. Strenge Indikationsstellung! KI bei gleichzeitiger Gabe von Amphotericin B.

5.2. Gerinnungsstörungen

Beachte: Gerinnungsstörungen werden in den verschiedenen Kliniken sehr unterschiedlich behandelt und müssen der jeweiligen Situation angepaßt werden. Die hier genannten Therapien sollen nur therapeutische Anhaltspunkte darstellen. Es empfiehlt sich, in jedem Fall einen Gerinnungsspezialisten zu Rate zu ziehen.

5.2.1. Primäre Hyperfibrinolyse

Klinik:
(Plötzliche) massive Blutung.

Untersuchungen:
(Kontrolle der Gerinnung alle 6–12 Std.), PT, PTT, TEG, Fbg. ↓ ↓ , TZ ↑ , Äthanoltest, Thrombo (↓), evtl. Euglobulinlysiszeit.

Therapie:
– Ursache behandeln.
– Tranexamsäure 0,5 g *(Cyklokapron)* alle 4–6 h 0,5 g langsam i. v.
– Aprotinin *(Trasylol)* initial 500 000 IE in 100 ml NaCl als Kurzinfusion i. v., danach 100 000–200 000 IE/h über Perfusor.
– Bei Verdacht auf zusätzliche intravasale Gerinnung: Heparin 200–500 IE/h über Perfusor (unmittelbar nach initialer *Trasylol*-Gabe beginnen, getrennt infundieren!).
– Evtl. Blutersatz (Frischblut oder gewaschene Erythrozyten + Frischplasma), bei sehr starkem Fbg.-Mangel evtl. Gabe von Frischplasma bzw. Fibrinogen.

Differentialdiagnose:
Sekundäre Hyperfibrinolyse bei DIG.

Ursachen:
– Retroplazentares Hämatom.
– Fruchtwasseraspiration.
– Leberzirrhose.

- Intestinale Blutung.
- Leukämie.

5.2.2. Akute disseminierte intravasale Gerinnung

Klinik:
- vermehrte Blutungsneigung (diffuse Haut- und Schleimhaut-blutungen).
- Multiples Organversagen (Schock, Nierenversagen, NNR-Insuffizienz, ARDS, Leberversagen, Ileus, Bewußtseinstrübung).

Untersuchungen:
Gerinnungsstatus: Thrombo (<50000), PTT ($\uparrow\uparrow$), PT ($<40\%$), Fbg. (n- $\downarrow$), AT III $\downarrow$, Präkallikrein $\downarrow$, TZ ($\uparrow$), Äthanoltest (pos.), TEG, Krea., GOT, BZ, Na, K, Amylase, BGA, evtl. Fibrinogenspaltprodukte. Evtl. Fibrinopeptid-A-Assay.

Therapie:
Allgemeine Maßnahmen:
- Ursache behandeln.
- Frühzeitige Dialyse bei Nierenversagen.
- Frühzeitige Intubation und Beatmung bei ARDS.
- Vitamin K *(Konakion)* p. o. oder langsam i. v.
- Azidose kontrollieren.
- Korrektur des Wasser- und Elektrolythaushalts (Hydrieren).

Bei vorwiegender Blutung:
- Frischplasma $1-2 \times 4$ Beutel/Tag unter „Heparinschutz" verabreichen, wenn Fbg. < 100. Bei extremem AT-III-Abfall, evtl. Gabe von ca. $1000-3000$ IE AT III (Dosierung s. S. 24). Evtl. Frischblut bei starken Blutverlusten.
- Thrombozytenkonzentrate ($1-2 \times 6$ Konzentrate/Tag) bei starken Blutungen und Thrombo < 10000.
- Bei Zeichen der sekundären Hyperfibrinolyse (TEG!) evtl. Aprotinin *(Trasylol)* 500000 IE initial, danach $100000-200000$ IE/h über Perfusor (von Heparin getrennt infundieren).

Bei vorwiegendem Multiorganversagen:
- Heparin initial 1000 IE i. v. (falls Blutung nicht im Vordergrund steht). Danach $100-500$ IE/h über Perfusor i. v.

Kontrollen:
Intensivmedizinische Überwachung, PT, PTT, Fbg., Äthanoltest, BB, Na, K, Krea., GOT, BGA täglich.

Ursachen:
– Schock.
– Endotoxine (Bakterien, Protozoen etc.).
– Hämolyse.
– Lebererkrankungen.
– Hämorrhagische Pankreasnekrose.
– Metabolische Azidose (Ursache/Folge).
– Verbrennung, Verätzung, Traumen.
– Fruchtwasserembolie, vorzeitige Plazentalösung.
– Malignome, Leukämien.
– Schlangenbiß.
– Postoperativ (vor allem Lunge, Prostata, Uterus).

5.3. Systemische Fibrinolyse

Indikationen:
– Arterielle Gefäßverschlüsse (sofern keine OP bzw. lokale Fibrinolyse möglich ist).
– Tiefe Venenthrombose, Phlegmasia coerulea dolens etc.
– Lungenembolie.
– Myokardinfarkt (Dosierung s. S. 2).

Kontraindikationen:
– Vermehrte Blutungsneigung (Thrombopenie, Gerinnungs-störung), Hepatopathie, Antikoagulanzientherapie (Heparin, Dicumarole, Thrombozyten-Aggregationshemmer), verlängerte Blutungszeit.
– Hypertonie (ab Fundi Stad. III-IV), $RR_{syst.} > 200$ mmHg.
– Diabetes mellitus mit Retinopathie (ab Stad. III-IV).
– Generalisierte Vaskulitis.
– Erosive Gastritis, florides Ulkus, floride Colitis ulcerosa etc.
– Vorhergegangene Punktion, OP, Traumen, postpartal, Reanimation (< 10 Tage).
– Sepsis, frischer Streptokokkeninfekt, AST > 400, Streptokinaseallergie, vorangegangene Streptokinasetherapie (< 4 Monate).
– Alter > 70 Jahre, konsumierende Grunderkrankung.
– Ausgeprägte zerebrovaskuläre Insuffizienz, zerebraler Insult (< 3 Monate), Verschlüsse der A. carotis und A. vertebralis, intrakranielle Tumoren oder Metastasen.
– Akutes Leber -oder Nierenversagen.
– Kavernöse Lungenerkrankungen.

Untersuchungen: (vor Therapiebeginn!)
BB, Blutgruppenbestimmung, Kreuzversuch, (2-Ery-Konzentrate bereitstellen), Gerinnungsstatus (PT, PTT, Fbg., TZ), evtl. AST, Thorax-Rö.

Durchführung: (Therapiedauer meist 3−5 max. 7 Tage!)
− Gute i. v. Leitung legen!
− Evtl. 5 000 IE Heparin i. v.
− 250 000 IE Streptokinase (oder 4 000 IE Urokinase/kg KG) in 100 ml NaCl über 15−30 min i. v.
− Danach 100 000 IE Streptokinase/h (bzw. 4 000 IE Urokinase/kg KG/h).
− Nach 3−4 Std. TZ- und Fbg.-Kontrolle (TZ-Soll: 2−4facher Basalwert, aber nicht über 100 sec; Fbg.-Soll: 50−60 mg/dl). Dosismodifikation nach TZ-bzw. Fbg.-Werten. Im allgemeinen liegt die weitere Streptokinasedosis zwischen 50 000−100 000 IE/h (bzw. Urokinasedosis zwischen 1 000−4 000 IE/kg KG/h).
  Dosis steigern: wenn TZ < 1,5facher Basalwert.
  Dosis reduzieren (absetzen) wenn: TZ ≥ 100 (≥ 140).
− Bei allergischer Reaktion (Fieber, Gelenkschmerzen, RR-Abfall): 16 mg 6-Methyl-Prednisolon *(Urbason solubile)* /100 000 IE Streptokinase zugeben bzw. Lysetherapie absetzen.
− Erst 2−3 Std. nach abgeschlossener Fibrinolysetherapie Heparinisierung beginnen mit 1 000 IE/h (ohne Bolusgabe!).

Kontrollen:
− Mind. alle 12 Std. TZ, Fbg. und BB.
− RR und Puls alle 1−4 Std.

Kontraindiziert sind:
− Manche Zephalosporinabkömmlinge *(Moxalactam)*.
− Heparin (relative KI).

Beachte:
Bei systemischer Fibrinolyse immer Gerinnungsspezialisten befragen.

Antidot:
− Tranexamsäure 1 g *(Cyklokapron)* i. v., evtl. alle 4 Std. wiederholen. Bei schweren Blutungen evtl. zusätzlich 4-Aminomethylbenzoesäure 50−150 mg *(Pamba-Arcana* [A], *Gumbix* [D]) in 100 ml NaCl i. v. (maximal 600 mg/Tag).
− Aprotinin *(Trasylol)* initial 500 000 E in 100 ml NaCl i. v., danach 100 000−200 000 IE/h.

- Frischplasma bzw. Fbg. (bei starkem Fbg.-Abfall und starker Blutung).
- Bei kleineren Blutungen (Hämaturie, Hämatome, Blutung aus Einstichstellen etc.) oft nur Unterbrechung der Streptasetherapie nötig.

5.4. Sepsis

Klinik:
- Fieber (39−40 °C), Schüttelfrost (vor allem abends, morgens oft subfebril).
- Tachypnoe, Tachykardie.
- Evtl. RR-Abfall, septischer Schock (anfänglich warme Extremitäten).
- Evtl. Erbrechen, Exsikkose, Oligurie, Nierenversagen.
- Evtl. Splenomegalie.
- Evtl. Hautblutungen.
- Evtl. DIG.

Untersuchungen:
- Anamnese: Immunsuppressiva? Auslandsaufenthalt? Tierkontakt? Urämie? Malignom? Leberzirrhose? Operationen? Diabetes mellitus? Katheter? Verletzungen etc. s. u.
- Kulturen bzw. Abstriche: Blut, Harn, Sputum, Stuhl, Liquor, Hautwunden, Rachen, Vagina etc. je nach Organhinweis (evtl. sofortige Gram-Färbung zur Schnelldiagnose).
- Labor: BB + Diff., Gerinnungsstatus (PT, PTT, Fbg. ↑ , Äthanoltest pos., evtl. Thrombo ↓ , evtl. AT III ↓), BGA (respiratorische Alkalose − metabolische Azidose), BZ, Na, K, Krea., GOT, ALP, Bilirubin, Phosphat ↓ , BSG, Elphor, AST, Harnstatus, evtl. Titerbestimmungen (Herpes, Mykoplasmen, Chlamydien etc.), „dicker Tropfen".
- Zusatzuntersuchungen: RR, EKG, ZVD, Thorax-Rö. (Infiltrat), Abdomen-US (Gallenwege? Niere? Milzgröße?), evtl. neurologischer, HNO-, dermatologischer, chirurgischer, gynäkologischer Konsiliar, evtl. Echokardiographie (Vegetationen?).

Therapie:
- Antibiotika: Piperacillin *(Pipril)* 3 × 2(−4) g/Tag + Cefamandol *(Mandokef)* 2(−3) × 2 g/Tag + Tobramycin *(Tobrasix* [A], *Obracin* [CH], *Gernebcin* [D]) 2(−3) × 80 mg/Tag bzw. nach Antibiogramm.
- O_2-Sonde.

- Antipyretika bei $> 39\,°C$, z.B. 2 ml Metamizol *(Novalgin)* i.v., evtl. Wadenwickel.
- Evtl. Volumensubstitution mit physiologischer NaCl-Lösung oder *Rheomacrodex* (ZVD nicht über $14\,cmH_2O$)! Bei RR-Abfall: zusätzlich Dopamin + Dobutamin (s. S. 10).
- Evtl. Prednisolon (*Solu-Dacortin* [A u. CH], *Solu-Decortin-H* [D]) $100-150$ mg/Tag i.v. (bei peripherer Minderdurchblutung).
- Evtl. hochgereinigte Fab_2-Fragmente, z.B. *Gamma-Venin* (CH u. D) (keine Fc-Fragmente)!
- Evtl. Frischplasma 10 ml/kg KG (oder AT III bis zu 50 IE/kg KG bei starkem AT-III-Abfall).
- Bei Verbrauchskoagulopathie: Heparin $200-600$ IE/h i.v. Gleichzeitig Gabe von Frischplasma (bzw. AT III bei isoliertem AT-III-Abfall).
- Evtl. Ranitidin (*Ulsal* [A] *Zantac* [A], *Zantic* [CH u. D]) $3 \times$ 50 mg/Tag i.v. (Streßulkusprophylaxe).
- Evtl. bestrahlte Leukozytenkonzentrate (wenn Leuko < 500 s. S. 67).
- Ggf. chirurgisches Angehen der Sepsisherde.

Kontrollen:
Temperatur, RR, Stundenharnvolumen.

Differentialdiagnose:
- Nichtbakterielles Fieber (Lymphome, Malignome, Kollagenosen, rheumatisches Fieber, Postkardiotomiesyndrom, Viruserkrankungen, Morbus Crohn u.a.).
- Toxic-Shock-Syndrom.

Eintrittspforten:
- Harnwege: Dysurie, Koliken, Pollakisurie, Nierenlager schmerzempfindlich, Nierensteine? Blasendruckschmerz?
- Genitale: Fluor? IUP? Abort? Partus? Unterbauchschmerzen? Toxic-Shock-Syndrom? Tampons? Adnexe bzw. Prostata druckempfindlich?
- Atemwege: Husten? Auswurf? Halsweh? Zustand nach Grippe? Feuchte RG? Thorax-Rö.? Atemabhängige Thoraxschmerzen? Herpes labialis?
- Gastrointestinaltrakt: Übelkeit, Erbrechen, Diarrhoe, diff. abdominale Schmerzen.
- Leber/Galle: Oberbauchschmerzen rechts, Übelkeit, Erbrechen, Ikterus, Chole(zysto)lithiasis, Schulterschmerz rechts.
- Meningen: Kopfschmerz, Otitis media? Meningismus, Schädelverletzung, Sensorium, Waterhouse-Friderichsen-Syndrom.
- Haut: Abszeß, Phlegmone, Erysipel.

- Knochen: Fraktur? Schmerzen oder Schwellung einer Extremität, Osteomyelitis.
- Herz: Klappenfehler? Klappenprothese? Rheumatisches Fieber? Rauschgiftmißbrauch? Milzschwellung? Echokardiographie (Vegetationen?), Auskultation.

Komplikationen:
- Septischer Schock.
- Nierenversagen (Schockniere).
- ARDS (Schocklunge).
- DIG.

6. Renale Notfälle und Elektrolytentgleisungen

6.1. Akutes Nierenversagen

Klinik:
- Oligoanurische Phase: (Oligurie < 500 ml Harn/Tag, Anurie < 50 ml Harn/Tag) → Überwässerung, evtl. Lungenödem, Hirnödem, Eklampsie, Hypertonie, Urämiezeichen.
- Polyurische Phase: > 2000 ml Harn/Tag → Exsikkose und evtl. thromboembolische Komplikationen, Infektanfälligkeit, Elektrolytentgleisung.

Untersuchungen:
- Erstuntersuchung: RR, BB, Na, K, Protein, Krea., Harnstoff, BGA (metabolische Azidose), Temperatur, Harnstatus, Harn-Na, Harn-Krea., Harnosmolarität, Nieren-US (Nierengröße? Parenchym? Harnstau?).
- Zusatzuntersuchungen: Thorax-Rö. (Herzinsuffizienz?), Harnsäure, Cl, Mg, Phosphat, Protein, Ca, ZVD, evtl. urologischer Konsiliar, evtl. Nierentomographie, Abdomen-Leer-Rö., evtl. Angiographie, evtl. Nierenbiopsie; Berechnung des FE_{Na}, Gerinnungsstatus, Elphor, BSG, Myoglobin im Serum und Harn, CPK, C3, C4, AST, ANA, AMA, SMA, Basalmembranantikörper, Harnkultur.

$$FE_{Na} (\%) = \frac{\text{Harn-Na}}{\text{Serum-Na}} \times \frac{\text{Serum-Krea.}}{\text{Harn-Krea.}} \times 100$$

Therapie:
- Blutdruck stabilisieren (s. S. 7 und 10).
- Blasenkatheter legen und Stundenharnmeßgerät anschließen (Ausschluß einer subvesikalen Stenose). Ist das Stundenharnvolumen < 20 ml/h soll der Katheter wieder entfernt werden (Infektionsgefahr!).
- Flüssigkeits- und Elektrolytkorrektur: (cave: Dehydratation bzw. Überwässerung. ZVD-Kontrolle!)
  • Hypertone Dehydratation: Ausgleich mit Glukose 5%ig.
  • Hypotone Dehydratation: Ausgleich mit Glukose 5%ig + NaCl-Zusatz.
  • Isotone Dehydratation: Ausgleich mit 0,9%iger NaCl.
- Dopamin niedrig dosiert (2–4 µg/kg/min).

– Alkalisieren bzw. Azidoseausgleich: meist 50–100 ml Na-
  Bic. i.v. (NaBic.-Defizit = 0,3 × kg KG × BE).
– Furosemid *(Lasix)* 40–120 (250) mg i.v. (Erst nach Ausgleich des Wasser- und Elektrolythaushalts und bei Ausblei-
  ben der notwendigen Diurese [ZVD > 8 cmH$_2$O].) Ist das
  Harnvolumen nach 1 Std. > 40 ml/h → ANV durchbrochen.
  (KI: Prärenales ANV, Exsikkose, postrenale Obstruktion).
  Bei Überwässerung und fehlendem Ansprechen auf Diuretika → Hämofiltration.
– Bilanzieren: Erlaubte Flüssigkeitszufuhr = Ausfuhr + 500 ml
  (+   100 ml pro 1°C über 37°C). Wenn Serum-Na
  > 135 mmol/l: etwas mehr Flüssigkeit geben, bei Serum-Na
  < 135 mmol/l: etwas weniger geben. Bei starken Überwässerungszeichen und fehlender Dialysemöglichkeit evtl. Osmo-
  diarrhoe mit 50–100 ml Sorbit 40% p.o. provozieren. Bei
  Exsikkose Volumenersatz mit 0,9%iger NaCl (KI: bei ZVD
  > 8–12 cmH$_2$O, Herzinsuffizienz, postrenale Obstruktion).
– Behandlung einer Hyperkaliämie (s. S. 79).
– Bei Hyperphosphatämie: Aluminiumhydroxid *(Anti-Phos-
  phat* [D]) p.o.
– Diät: kalorienreich (35 kcal/kg KG), eiweißarm (25–40 g Ei-
  weiß/Tag), K-arm (< 30 mval/Tag), Na-arm (< 15 mval/Tag),
  evtl. parenterale Ernährung (s. S. 62).
– Hämodialyse indizieren:
  • Krea. ≥ 10 mg/dl und/oder Serum-Harnstoff ≥ 200 mg/dl.
  • Nicht beherrschbare Hyperkaliämie bzw. Elektrolytent-
    gleisung.
  • Nicht beherrschbare Überwässerungszeichen.
  • Nicht beherrschbare metabolische Azidose.
  • Bei erfolgloser Initialtherapie und schlechtem Allgemein-
    zustand des Patienten frühzeitige Dialyse.

Kontrollen:
BB, Na, K, Krea., Protein, BGA, RR, ZVD, Einfuhr/Ausfuhr und
KG täglich.

Kontraindiziert:
Bei Oligurie kein Mannit. Bei drohendem ANV und Nichtansprechen auf einmalige Mannitgabe darf Mannit nicht wiederholt gegeben werden.

Differentialdiagnose:
Akut beginnende chronische Niereninsuffizienz (kleine Nieren
im US! Vorbestehende Nierenkrankheit! Häufig Anämie + Hypokalzämie + Hyperphosphatämie).

Ursachen:
1. Prärenales ANV (FE$_{Na}$ < 1%, Harnosmolarität > 400, Harn-Na < 20 mmol/l, Verhältnis Krea. : Harnstoff > 1 : 20).
– Hypovolämie (Dehydration; Blutverlust etc.).
– Elektrolytentgleisung (Hyponatriämie).
– Herzinsuffizienz (kardiogener Schock etc.).
– Terminale Leberinsuffizienz (hepatorenales Syndrom).
2. Renales ANV (FE$_{Na}$ > 1%; Harnosmolarität < 300 bei interstitieller Nephritis bzw. < 400 bei Glomerulonephritis; Harn-Na > 30 mmol/l):
– Schockniere (Sepsis, Crush-Niere, Hämolyse, DIG, Endokarditis).
– Nephrotoxine (Phenacetin, Amphotericin B, Antibiotika, Methoxyfluran, Heroin etc.).
– Akute Glomerulonephritis (Goodpasture-Syndrom, Morbus Wegener, SLE, u. a.).
– Akute Pyelonephritis.
– Akute interstitielle Nephritis.
– Akute Gichtnephropathie.
– Nierenarterien-/-venenverschluß.
3. Postrenales ANV:
– Obstruktion der Ureteren (Tumor, Urolithiasis, retroperitoneale Fibrose, Papillennekrose).
– Obstruktion der Urethra.

Beachte:
Additive Nephrotoxizität von Zephalosporinen, Aminoglykosiden, Furosemid u. a.

6.2. Nierenkolik

Klinik:
– Krampfartige Schmerzen mit Ausstrahlung in die Leistengegend, abwechselnd mit schmerzfreien Intervallen.
– Oft Übelkeit, Erbrechen, reflektorische Obstipation, Meteorismus.
– Evtl. Fieber, Schweißausbruch, Unruhe.
– Nierenlager druck- und klopfschmerzhaft, evtl. Druckschmerz im Unterbauch.
– (Mikro-)Hämaturie, evtl. Dysurie und Pollakisurie.

Sofortmaßnahmen:
– Leitung legen, Blutabnahme.
– 500 ml NaCl 0,9%ig anhängen.
– 1–2 Hübe *Isoket*-Spray.

Untersuchungen:
– Erstuntersuchung: Harnstatus, BB, Na, K, BZ, Krea., US der Nieren, Abdomen-Leer-Rö., urologischer Konsiliar.
Zusatzuntersuchungen: evtl. Urogramm, evtl. retrograde Pyelographie, Harnsäure, Ca, Phosphat, Eiweiß, Harnsediment, Harnkultur.

Therapie:
– Spasmolytika: Butylscopolamin *(Buscopan)* 20–40 mg i. v. oder i. m. (KI: Ileus, Prostatahypertrophie, Glaukom).
– Analgetika: Indometacin 50 mg *(Indocid* [A u. CH], *Amuno* [D]) i. m. oder Diclofenac *(Voltaren)* 75 mg i. m. oder 100 mg supp. Evtl. Pethidin *(Dolantin* [CH u. D], *Alodan „Gerot"* [A]) + Nitrate *(Isoket).*
– Flüssigkeitszufuhr (Harnmenge sollte mehr als 2 l/Tag sein).
– Evtl. hoher Einlauf, anschließende Stuhlregulierung mit *Agaffin* [A]- bzw. *Agarol*-Emulsion 2 × 1 Eßl./Tag p. o.
– Bei Fieber antibiotische Abschirmung, z. B. Epicillin *(Spectacillin)* 2 × 2 g i. v. + Cefoxitin *(Mefoxitin)* 2 × 2 g i. v.
– Solange Harnabfluß ungestört ist, Zuwarten auf Spontanabgang des Steines möglich.
– Ggf. chirurgische Intervention.
Stein-Rezidiv-Prophylaxe:
– Bei Harnsäurestein (-rezidiv) evtl. Versuch mit *Uralyt-U-Granulat* beginnend mit 3 × 2,5 g/Tag. Dosis steigern bis Harn-pH alkalisch wird (cave: K- und Na-load). Gleichzeitig Allopurinol *(Urosin* [A u. D], *Zyloric)* 300 mg/Tag.
– Bei Ca-Oxalat-Steinen evtl. Versuch mit Hydrochlorothiazid *(Esidrex* [A u. CH], *Esidrix* [D]) 25 mg/Tag und Diät.
– Bei Ca-Phosphat-Steinen evtl. Versuch mit Aluminiumhydroxid *(Anti-Phosphat* [D]).

Auslösende Ursachen:
– Nierenstein.
– Blutkoagel (Nierenpunktion, Zystennieren).

Differentialdiagnose:
– Appendizitis.
– Gallenkolik.
– Divertikulitis.
– Adnexitis.
– Tubargravidität.
– Stielgedrehte Ovarialzyste.
– Pyelonephritis.
– Aortenaneurysma.
– Akutes Abdomen (s. S. 50).

6.3. Akuter Harnwegsinfekt

Klinik:
– Fieber (meist > 38 °C).
– Schmerzen in der Lende mit Ausstrahlung in die Leiste, evtl. „Akutes Abdomen".
– Dysurie, Pollakisurie.
– Klopfschmerzhafte Nierenlager.
– Evtl. Erbrechen und Durchfall.

Untersuchungen:
– Erstuntersuchung: Temperatur, RR, BB, Harnstatus, (Bakteriurie, pH (↑), Leuko ↑ , evtl. Ery ↑ , evtl. Nitrit ↑), Blutkultur bei > 38 °C, Krea., Na, K, BZ, Harnkultur.
– Zusatzuntersuchungen: Nieren-US (Nierensteine? Prostata? Anomalie?), ACB-Test, Harn-Kammerzählung, BSG, Elphor, Harnsäure, 24-Std.-Harn-Eiweiß, OGT, SS-Test, urologischer Konsiliar.

Therapie:
– Reichlich trinken.
– Behandlung der auslösenden Ursache.
– Bei vermutetem bakteriellem Infekt:
  • Orale Therapie: Amoxicillin (*Ospamox* [A], *Clamoxyl* [CH u. D]) **oder** Co-Trimoxazol *(Bactrim)*.
  • Parenterale Therapie: Epicillin *(Spectacillin)* 2(−3) × 2 g/ Tag i. v., evt. zusätzlich Zephalosporin und/oder Aminoglykosid.
– Bei vermutetem Candida-Infekt: Ketoconazol *(Nizoral)* 1 Tbl./Tag, evtl. zusätzlich Spülung mit Nystatin (*Mycostatin* [A u. CH], *Moronal* [D]) in physiologischer NaCl.
– Paracetamol (*Panadol* [CH], *Mexalen* [A], *Ben-u-ron* [CH u. D]) bei Fieber > 39 °C bzw. Schmerzen.
– Ggf. urologische Intervention (perkutane Nephrostomie bei supravesikaler Obstruktion, akute Nephrektomie bei Nierenabszeß und septischem Schock, suprapubische Harnableitung bei infravesikaler Obstruktion).

Kontrollen:
2stdl. Temperatur, RR, Blutkulturen bei Auffiebern > 38 °C.

Auslösende Ursachen:
– Stoffwechselstörungen (Diabetes mellitus, Gicht).
– Schwangerschaft (keine Aminoglykoside, kein Co-Trimoxazol geben!).
– Urodynamische Störungen (vesikoureteraler Reflux, neurogene Läsionen).

– Supravesikale Obstruktion (Urolithiasis).
– Infravesikale Obstruktion (Prostatahypertrophie, Karzinom, kongenitale Harnröhrenenge).

6.4. Akute Hyperkaliämie

Klinik:
Meist symptomlos.
– Evtl. Bradykardie, Rhythmusstörungen (AV-Block, Kammertachykardie → Kammerflimmern).
– EKG: hohes T, QRS-Verbreiterungen.
– Neuromuskuläre Manifestationen: Muskelschwäche, Reflexe ↓, respiratorische Insuffizienz.

Untersuchungen:
– Erstuntersuchung: K-Kontrolle! BZ, BGA, Krea., Harn-pH.
– Zusatzuntersuchungen: Cl, Renin-Aldosteron, LDH, Bilirubin, Digitalisspiegel.

Therapiemöglichkeiten:
(Indikation bei K > 6,0 mval/l und/oder EKG-Veränderungen.)

Allgemeine Maßnahmen:
– K-Zufuhr stoppen.
– Behandlung der Ursache.
– *Resonium A* (= Natriumpolystyrolsulfonat), Einlauf: 30 g in 150 ml körperwarmem Wasser rektal 1–2×/Tag oder 3–4 × 15 g/Tag in Wasser p. o.
– Evtl. Diuretika: Furosemid 20–40 mg *(Lasix) oder Etacrynsäure 50 mg (Edecrin* [A u. CH], *Hydromedin* [D]) i. v.

Bei K > 7,0 mmol/l:
– 500 ml 20%ige Glukose + 20–30 IE *Actrapid* i. v. (Infusionsdauer nicht unter 30–60 min!)
oder:
– 50 (–100) ml NaBic. über 30 min als Kurzinfusion i. v. (BGA-Kontrollen!).

Bei K > 7,5 mmol/l und Rhythmusstörungen:
– Kalziumglukonat 10%ig 20 ml in 100 ml Glukose 5%ig über 30 min i. v. (KI: Überdigitalisierter Patient).

Bei Hämolyse: Prednisolon (*Solu-Dacortin* [A u. CH], *Solu-Decortin-H* [D]) 100–250 mg i. v.
Ggf. Dialyse (bei Niereninsuffizienz oder massiver Hyperkaliämie).

Ursachen:
– Fehlerhafte Blutabnahme (häufig Hämolyse!).
– Zu hohe K-Zufuhr.

- Niereninsuffizienz.
- NNR-Insuffizienz (selten).
- Hämolyse.
- Metabolische Azidose.
- Initialstadium der Digitalisintoxikation.
- K-sparende Diuretika.

6.5. Akute Hyponatriämie

Klinik:
Müdigkeit, Somnolenz, generalisierte Krampfanfälle, Koma, Anorexie, Übelkeit, Muskelschwäche.

Untersuchungen:
- Erstuntersuchung: Na, K, BZ, Harnstoff, BB, Thorax-Rö. (Überwässerungszeichen?).
- Zusatzuntersuchungen: Krea., Serum- und Harnosmolarität, ADH i. S., spez. Harngewicht, Harn-Na, Durstversuch, DDAVP-Test.

Therapie:
Indikation bei Serum-Na $\leq$ 125 mmol/l, Ziel: Serum-Na $\approx$ 130 mmol/l. Anheben des Serum-Na um 1–2 mmol/l/Std.
- Ursache behandeln.
- 5%ige NaCl bis Serum-Na $\geq$ 120 mmol/l (stdl. Na-Kontrollen!).
- Bei Verdünnungshyponatriämie: Wasserrestriktion (500 bis 1200 ml/Tag).
- Bei Wasserintoxikation evtl. Hämofiltration oder hypertone Peritonealdialyse (wenn Serum-Na < 105 mmol/l).
- Bei Syndrom der inadäquaten ADH-Sekretion: Demeclocyclin (*Ledermycin*) 4 × 150 mg p. o. (blockiert ADH-Rezeptoren!)
- Evtl. Alkalisieren mit NaBic.
- Evtl. Dexamethason 4 × 4 mg i. v. (Hirnödemprophylaxe).
- Evtl. Ranitidin (*Ulsal* [A], *Zantac* [A], *Zantic* [CH u. D]) 2 × 50 mg i. v. (Streßulkusprophylaxe).
- Evtl. Harnkatheter und Stundenmeßgerät.

Kontrollen:
Na, K, BGA, Harnvolumen, Gewichtskontrolle.

Differentialdiagnose:
- Lange Diuretikatherapie bzw. Infusion elektrolytfreier Lösungen.
- Syndrom der inadäquaten ADH-Sekretion.

– Wasserintoxikation: akzidentelles Trinken von mehr als 5 l
  Wasser/Tag, akute Psychosen.
– Morbus Addison.
– Niereninsuffizienz.
– Terminale Herzinsuffizienz.
– Pseudohyponatriämie bei Hyperlipidämie/Hyperprotein-
  ämie.
– Leberzirrhose.

Prognose:
– Na > 105 mmol/l: gut.
– Na < 105 mmol/l: schlecht.

7. Notfälle internistischer Grenzgebiete

7.1. Koma unklarer Ursache

Vorgehen:

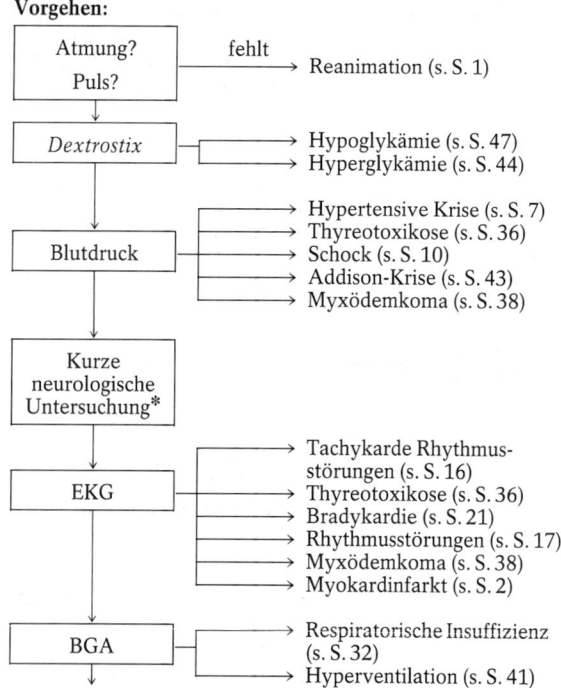

* Kurze neurologische Untersuchung:
  – Außenanamnese (SHT? etc.).
  – Bewußtseinsgrad? (Somnolenz, Sopor, Koma?)
  – Pupillen? Bulbusstellung?
  – Extremitäten? (Paresen? Streckkrämpfe? Babinsky-Zeichen?)
  – Zungenbiß? Sezessus? Meningismus?

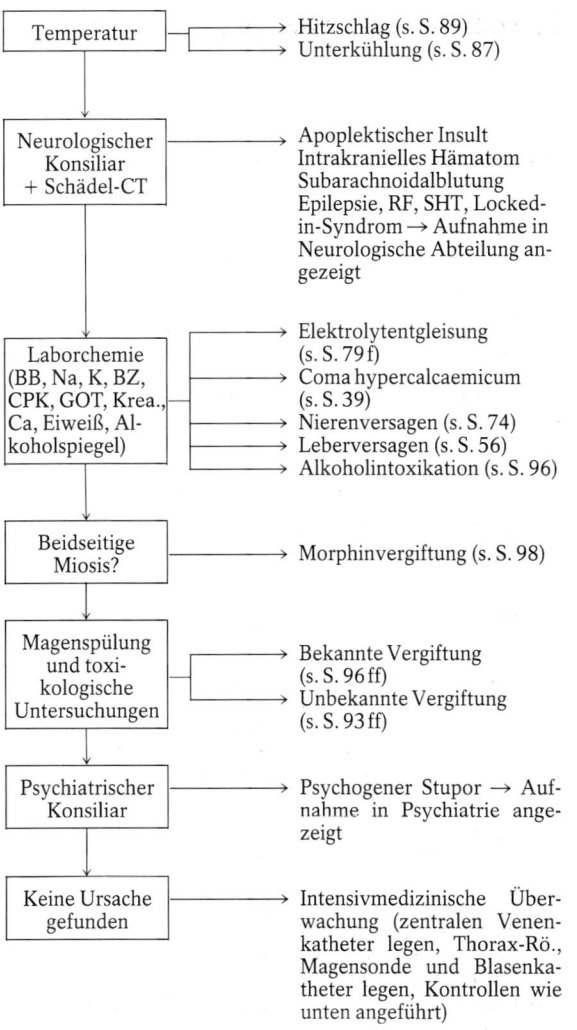

Temperatur →
- → Hitzschlag (s. S. 89)
- → Unterkühlung (s. S. 87)

Neurologischer Konsiliar + Schädel-CT →
Apoplektischer Insult Intrakranielles Hämatom Subarachnoidalblutung Epilepsie, RF, SHT, Locked-in-Syndrom → Aufnahme in Neurologische Abteilung angezeigt

Laborchemie (BB, Na, K, BZ, CPK, GOT, Krea., Ca, Eiweiß, Alkoholspiegel) →
- → Elektrolytentgleisung (s. S. 79 f)
- → Coma hypercalcaemicum (s. S. 39)
- → Nierenversagen (s. S. 74)
- → Leberversagen (s. S. 56)
- → Alkoholintoxikation (s. S. 96)

Beidseitige Miosis? → Morphinvergiftung (s. S. 98)

Magenspülung und toxikologische Untersuchungen →
- → Bekannte Vergiftung (s. S. 96 ff)
- → Unbekannte Vergiftung (s. S. 93 ff)

Psychiatrischer Konsiliar → Psychogener Stupor → Aufnahme in Psychiatrie angezeigt

Keine Ursache gefunden → Intensivmedizinische Überwachung (zentralen Venenkatheter legen, Thorax-Rö., Magensonde und Blasenkatheter legen, Kontrollen wie unten angeführt)

Kontrollen:
- Kontinuierlich: EKG, RR, AF.
- Mehrmals pro Tag: Temperatur, BGA, Harnausscheidung, ZVD.
- Täglich: Thorax-Rö., Na, K, CPK, GOT, Krea., BB.
- Neurologische Kontrollen.

7.2. Akute zerebrovaskuläre Insuffizienz (ischämischer Schlaganfall)

Klinik:
Meist herdförmige zentralneurologische Ausfälle: (flüchtige) Paresen, Sensibilitäts-, Gleichgewichts-, Sprech-, Hör-, Seh-, Orientierungs-, Schluckstörungen, (Dreh-)Schwindel, Nausea, Erbrechen, Gedächtnisverlust, plötzliche Hyperkinesien, Bewußtseinstrübung, evtl. Kopfschmerzen. Gelegentlich bei beginnendem Insult epileptische Phänomene.

Sofortmaßnahmen:
- Seitliche Lagerung und Freihalten der Atemwege, Nasopharyngealtubus bei bewußtlosen Patienten.
- i. v. Leitung legen.

Untersuchungen:
- Erstuntersuchung: RR, EKG, BZ, BB, CPK, Na, K, Krea., Fundi, Schädel-CT (Ischämischer Insult? Hämorrhagischer Insult? ICH? SAB? RF?), vorsichtige Lumbalpunktion im Liegen (falls kein CT zur Verfügung. Cave: Hirndruck), neurologischer Konsiliar.
- Zusatzuntersuchungen: Gerinnungsstatus, BSG, Elphor, Lipide, BGA, NMR, neurosonolog. Untersuchung, transkranielle Sonographie, EEG, Thorax-, HWS-, Schädel-Rö. (Verletzungszeichen? Raumforderung?), Luesserologie, AMA, ANA, Echokardiographie.

Therapie:
(Wenn ischämische Genese wahrscheinlich bzw. gesichert ist.)
1. Herz-Kreislauf-Stabilisierung:
   - Blutdruckstabilisierung. Digitalisieren bei Zeichen der Herzinsuffizienz.
   - Behandlung von Rhythmusstörungen (s. S. 16 ff).
2. Verbesserung der Fließeigenschaften:
   - Niedermolekulare Dextrane *(Rheomacrodex)* 500 ml/Tag i. v. oder Hydroxyäthylstärke 500 ml/Tag.
   - Bei Polyglobulie Aderlaß mit Flüssigkeitssubstitution.

3. Evtl. Hirnödemprophylaxe (von fragl. Wert):
   - Sorbit 40%ig 4 × 20 ml/Tag i.v. (KI: Hypotonie).
   - Dexamethason 4 × 4 mg/Tag i.v.
4. Heparin 3 × 5 000 IE s.c. Bei embolischer Genese des Insultes und „progressive stroke" evtl. Vollheparinisierung (cave: Blutung, hämorrhagischer Infarkt).
5. Rezidivprophylaxe (kann gleich begonnen werden) mit ASS *(Colfarit)* ¼ Tbl./Tag. Evtl. Pentoxifyllin *(Trental)* oder Dipyridamol *(Persantin)*.

Einteilung:
- TIA: neurologisches Defizit nach < 24 Std. abgeklungen.
- PRIND: völlige klinische Rückbildung nach > 24 Std.
- Progressive stroke: zunehmende klinische Verschlechterung.
- Completed stroke: irreversibler Funktionsausfall.

Differentialdiagnose:
- ICH.
- SAB.
- Subdurales/epidurales Hämatom, Hirnkontusion.
- Hirntumor.
- Hirnabszeß.
- Migraine accompagnée.
- Hypoglykämie.
- Meningoenzephalitis.
- Postiktaler Zustand.
- Vaskulitis.
- Kardiale Ursachen (Adam-Stokes-Anfälle, hypersensitiver Karotissinus etc. s. S. 14).
- Embolie.
- Koma (s. S. 82).

Ursachen:
- Thrombosklerotische Gefäßstenosen (extra-/intrakraniell).
- Herzrhythmusstörungen.
- Arterielle Embolie (Endokarditis, Herzklappenfehler, Myokardinfarkt etc.).
- Hyperviskositätssyndrome (Polyglobulie, Paraproteinämie).
- Anämie, Blutdruckabfall, Exsikkose.
- Arteriitis, traumatische Karotisläsionen.
- Vasospasmen.
- „Kinking" von Arterienabschnitten.
- Aortenaneurysma, Gefäßmißbildungen.
- Kardiovaskuläre Risikofaktoren (Nikotin, Pille, Diabetes mellitus, Hypertonie, Hyperlipidämie etc.).

7.3. Akute spontane Subarachnoidalblutung

Klinik:
- Plötzlich auftretender meist sehr heftiger Kopfschmerz, evtl. bei Belastung auftretend.
- Evtl. Synkope, Somnolenz, Sopor, Koma (Mittelhirn- und Bulbärhirnsyndrom), herdförmige Ausfälle.
- 1. Grand-mal-Anfall?
- Nackensteifigkeit (evtl. erst nach Stunden).
- Vegetative Störungen: Erbrechen, Herzrhythmusstörungen, hypertone Krisen, Temperaturanstieg, Tachypnoe etc.

Sofortmaßnahmen:
- Patient ruhigstellen.
- Leitung legen, Blutabnahme.

Untersuchungen:
- Erstuntersuchung: EKG, RR, Na, K, BZ, Krea., BB, CPK, GOT, Gerinnungsstatus (PT, PTT, Fbg.), neurologischer Konsiliar, Schädel-CT, Liquorpunktion im Liegen, sofern die Diagnose nicht durch CT gesichert werden kann (nur wenige ml ablassen!), Augenspiegelung (Glaskörper- oder Netzhautblutungen?).
- Zusatzuntersuchungen: neurochirurgischer Konsiliar, evtl. zerebrale digitale Panangiographie, transkranielle Doppler-Sonographie (Vasospasmen?), NMR.

Therapiemöglichkeiten:
- Analgetika.
- Dexamethason, z. B. 4 × 8 mg/Tag i. v.
- Ranitidin (*Ulsal* [A] *Zantac* [A], *Zantic* [CH u. D]) 2 × 50 mg/Tag i. v.
- Evtl. Tranexamsäure *(Cyklokapron)* 3 × 0,5 g/Tag langsam i. v.
- Evtl. Kalllikrein-Inhibitor *(Trasylol)* 500 000 IE als Kurzinfusion, dann alle 6 Std. 200 000 IE langsam i. v.
- Phenytoin *(Epanutin)* 2 × 250 mg/Tag i. v. (KI: AV-Block II/III, Bradykardie).
- Laxanzien, z. B. *Agaffin* [A] bzw. *Agarol* 2 × 1 Eßl./Tag.
- Antiemetika bei Bedarf, z. B. Thiethylperazin *(Torecan)* i. v.
- Sedieren bei Bedarf mit Diazepam *(Valium)* langsam i. v.
- Evtl. Prophylaxe der Gefäßspasmen mit Nimodipin *(Nimotop)*.
- Blutdruck stabilisieren (s. S. 7 ff).

Komplikationen:
- Hirnödem.

– Toxische Hirnstammenzephalitis.
– Vasospasmen, ischämische Insulte.
– Uncale, tentorielle, foraminelle Einklemmung durch raum-
  fordernde Blutung.
– Rezidivblutung (vor allem innerhalb der ersten 2 Wochen).
– Hydrozephalus.
– Komplikationen bei immobilen Patienten (Pneumonie,
  Thromboembolie etc.).

Auslösende Ursachen:
– Aneurysmen.
– Hypertonie u. a. vaskuläre Risikofaktoren.
– Blutungsneigung (Thrombopenie, Gerinnungsstörungen,
  AK-Therapie etc.).
– SHT.
– Alkoholismus.
– Oft keine faßbare Ursache.
– ICH mit Einbruch in den Subarachnoidalraum.

Differentialdiagnose:
Bewußtseinstrübung anderer Ätiologie wie:
– Subdurales Hämatom.
– Epidurales Hämatom.
– ICH.
– Hirnkontusion.
– Hirntumoren, akuter Hydrozephalus.
– Ischämischer Insult, Basilaristhrombose.
– Meningoenzephalitis.
– Malignant neuroleptic syndrome.
– Sinusthrombose.
– Intoxikation.
– Postiktaler Zustand.

7.4. Unterkühlung

Klinik:
– Haut kalt, blaß, evtl. Erfrierungsschäden, Muskelzittern.
– Miosis, Bradykardie, evtl. VHF, Bradypnoe.
– Evtl. Schockzeichen, evtl. generalisierte Ödeme.
– Rektale Temperatur $< 32\,°C$: retrograde Amnesie, Apathie
  bis zur Bewußtlosigkeit.
– Rektale Temperatur $< 26\,°C$: meist bewußtlos, Areflexie,
  evtl. Muskelstarre, Gefahr der Apnoe und des Kammerflim-
  merns. (Cave: Todesfeststellung oft nicht möglich!).

Untersuchungen:
- Erstuntersuchung: RR, EKG, rektale Temperatur mit Frühgeborenenthermometer ($< 35\,°C \rightarrow$ Diagnose), BB, kapillärer BZ, Na, K, kapilläre BGA (metabolische Azidose).
- Zusatzuntersuchungen: Gerinnungsstatus, Amylase, Krea., TSH, T_4, Haut-Konsiliar, evtl. gefäßchirurgischer Konsiliar, Thorax-Rö. (Aspiration? Pneumonie?), ggf. neurolog. Konsiliar.

Therapie:
Behutsame Lagerung („gläserner Patient")!
- Sauerstoffgabe (vorwärmen).
- Volumensubstitution mit vorgewärmten (37 °C) Glukose-, NaCl-, Rheomacrodex-, oder Humanalbumininfusionen.
- Wiedererwärmung (Cave: „Erwärmungsschock"):
  - Bei milder Hypothermie äußere Wärmezufuhr (Wärmeflasche, elektr. Heizdecken, heiße Wickel, heißes Bad 38–40 °C).
  - Bei ausgeprägter Hypothermie „innere" Wärmezufuhr (Peritonealdialyse oder Hämodialyse mit extrakorporaler Erwärmung auf 37 °C).
- Azidoseausgleich mit NaBic. (sobald die Temperatur wieder ansteigt!). pH soll $\geq 7,25$ sein.
- Antibiotische Abschirmung (Pneumonie, Erfrierungen).
- Bei Schmerzen Paracetamol (*Panadol* [CH], *Mexalen* [A], *Ben-u-ron* [CH u. D]) p. o.
- Sterile Abdeckung bei Erfrierungen.
- Bei Reanimation nicht aufgeben. Medikamente und Defibrillation sprechen meist erst nach Wiedererwärmung an. Langsame Herzmassage (40/min). Ggf. Interimschrittmacher legen. Ggf. maschinelle Beatmung (vorwärmen).

Kontraindiziert sind:
- Opiate.
- Alkoholgabe.
- Möglichst keine Bradykardietherapie ($\rightarrow$ Kammerflimmern).
- Keine Körpermassage.

Kontrollen:
K, ZVD, BGA (auf Körpertemperatur korrigieren).

Komplikationen:
- Koma.
- Schock.
- Kammerflimmern.
- Apnoe.
- Metabolische Entgleisung.

Auslösende Ursachen:
- Intoxikation (Alkohol, Hypnotika)
- Apoplektischer Insult
- Wasser-, Schnee-, Nässeexposition ⎫
- Hypothyreose, Addison-Krise ⎬ plus kalte Umgebung
- Ketoazidotisches Koma, Hypoglykämie
- Hirnschädigung mit Verlust der Tempera-
  turregelung ⎭

7.5. Hitzeschäden (Hitzschlag)

Klinik:
Sehr unterschiedliche Ausprägungsformen. Schwerste Form =
Hitzschlag.
- Hitzeödem vor allem der Beine.
- Neurotische Reaktionen (Gereiztheit, Unlust, Müdigkeit),
  Hitzekrämpfe, Delir.
- Miliaria rubra, Anhydrosis.
- Hitzeerschöpfung, Sopor, Koma.
- Nausea, Erbrechen, Diarrhoe, Durst.

Sofortmaßnahmen:
- Patient entkleiden und mit kaltem Wasser abspritzen und
  Zugluft.
- Leitung legen, Blutabnahme, 500 ml physiologische NaCl
  anhängen.

Untersuchungen:
- Erstuntersuchung: Temperatur, RR, EKG, BB, BZ, CPK, Na,
  K, Krea., Harnsäure, Gerinnungsstatus, BGA (metabolische
  Azidose und/oder respiratorische Alkalose).
- Zusatzuntersuchungen: Ca, Protein, Phosphat, Bilirubin,
  GOT, GPT, Amylase, Laktat, Harn- und Plasmaosmolarität,
  Harnstatus, ZVD, neurologischer Konsiliar.

Therapie:
- Senkung der Körpertemperatur: Wanne mit Eiswasser, Bür-
  sten der Haut (verhindert Vasokonstriktion), evtl. Überwei-
  sung in Klinik mit „body cooling unit". Wenn 38 °C Körper-
  temperatur erreicht sind → spontan abkühlen lassen.
- Flüssigkeitszufuhr nach RR, ZVD und Harnausscheidung.
  (Cave: Überwässerung → Lungenödem.)
- Bei Schock: Dopamin und Dobutamin (s. S. 10).
- Evtl. Prednisolon (*Solu-Dacortin* [A u. CH], *Solu-Decortin-H*
  [D]) 100−200 mg i. v.

- Bei Tetanie Kalzium i. v. (s. S. 41).
- Bei Nierenversagen: frühzeitige Hämodialyse (s. S. 74).
- Bei Thrombose: Heparinisierung (s. S. 23).
- Bei Gerinnungsstörungen: evtl. Gabe von Frischplasma (s. S. 67 ff).
- Bei Konvulsionen: Diazepam *(Valium)* oder Phenytoin *(Epanutin)* i. v.
- Ggf. Intubation und Beatmung (geringe Hyperventilation als Hirnödemprophylaxe).

Kontrollen:
RR, Temperatur, Stundenharnvolumen, ZVD.

Komplikationen:
- Hirnödem, irreversible zerebrale Läsionen.
- Nierenversagen (Rhabdomyolyse, DIG).
- Hämorrhagische Gastritis, Leberversagen.
- Lungenödem, ARDS.
- Herz-Kreislauf-Versagen.
- Gerinnungsstörungen.

Prognose:
Schlecht, wenn Laktat > 3 mmol/l.

Auslösende Ursachen:
- Anstrengung (anstrengungsinduzierter Hitzschlag: feuchte heiße Haut! Oft Rhabdomyolyse! Metabolische Azidose! Oft Koagulopathie! Elektrolytentgleisung!).
- Hitzeexposition (klassischer Hitzschlag: trocken-heiße Haut! Respiratorische Alkalose!).

7.6. Schlangenbiß

Fermentgift, durch Hyaluronidase rasche Ausbreitung! Lymphogene Ausbreitung. Die in Europa vorkommenden Schlangenbisse nur selten tödlich.

Klinik:
1. Neurotoxisch,
2. Hämolyse,
3. Hämorrhagie und Schock.
- Zwei symmetrische Bißstellen im Abstand von 1 cm, sehr schmerzhaft, Umgebung ödematös bläulich.
- Nach ~ 15 min: Lymphangitis, Lymphadenitis.
- Nach 30-60 min: Kopfschmerzen, Schwindel, Hämateme-

sis, blutige Diarrhoe, Tachykardie, RR ↓ , Schock, Läh-
mungserscheinungen (bei europäischen Schlangen selten).
– Wenn nicht innerhalb 2 h Symptome aufgetreten sind, sind
  meist keine weiteren Komplikationen zu erwarten.

Sofortmaßnahmen:
– Stauung der Extremität proximal der Bißstelle mit Blutdruckmanschette (40−55 mmHg).
– Leitung legen.
– 500 ml NaCl 0,9%ig anhängen.

Untersuchungen:
– Erstuntersuchung: BB, Gerinnungsstatus (PT, PTT, Fbg.,
  Äthanoltest), RR, EKG.

Therapie:
– 250 mg Prednisolon (*Solu-Dacortin* [A u. CH], *Solu-Decortin-H* [D]) i.v.
– Polyvalentes Schlangenserum (nur bei vitaler Indikation!)
  i.v. vorher doppelte Sensibilitätsprüfung: 1. Intrakutantest,
  2. Serum mit 0,9%iger NaCl 1:10 verdünnt in den Konjunk-
  tivalsack eines Auges träufeln. Bei sofortiger Serumgabe:
  europäische Schlangen 20 ml i.v., sonst 20−40 ml i.v. Bei
  verzögerter Gabe: 40−60 ml i.v. (Beipacktext beachten!)
  Bei fehlender Besserung gleiche Dosis nach 2−3 h.
  Cave: Oft wird durch anaphylaktische Reaktion auf das
  Schlangenserum mehr angestellt, als durch den Schlangenbiß
  an sich (zumindest in unseren Breiten).
– Bei Schock: Volumensubstitution + Adrenalin (s. S. 10).
– Evtl. antibiotische Abschirmung.
– Tetanusprophylaxe!
– Ggf. Behandlung der Gerinnungsstörung (s. S. 67 ff).

7.7. Insektenstich

Gefahr:
– Bei sensibilisiertem Patienten anaphylaktischer Schock möglich.
– Bei nicht sensibilisiertem Patienten intravasale Stiche, Stiche
  im Halsbereich und multiple Stiche gefährlich durch Hem-
  mung wichtiger Enzymsysteme.

Klinik:
– Lokale Entzündung.
– Evtl. anaphylaktischer Schock (Schüttelfrost, Urtikaria, Er-

brechen, Abdominal- und Rückenschmerzen, Glottisödem, RR-Abfall, Rhythmusstörungen).

Therapie:
- Seitliche Lagerung (Aspirationsgefahr!).
- Leitung legen.
- 500 ml NaCl.
- 250−500 mg Prednisolon (*Solu-Dacortin* [A u. CH], *Solu-Decortin-H* [D]) i. v.
- 10 ml *Sandosten Calcium* (A u. CH) langsam i. v., oder in 100 ml NaCl als Kurzinfusion.
- Bei Glottisödem: *Adrenalin Medihaler Dosier-Aerosol* (D) 1−2 Hübe, ggf. Tracheotomie und Beatmung.
- Bei RR-Abfall: 1 mg Adrenalin *(Suprarenin* [A u. D]) in 100 ml NaCl als Kurzinfusion unter RR- und Pulskontrolle (s. S. 10).
- Lokal: Eisbeutel, evtl. Blutdruckmanschette proximal der Einstichstelle mit 40−55 mmHg anlegen, um den Lymphabfluß zu vermindern.
- Evtl. Lungenödemtherapie (s. S. 5).

Auslösende Ursachen:
- Bienen, Hornissen, Wespen u. a.

8. Intoxikationen

8.1. Allgemeine Maßnahmen bei Vergiftungen mit unbekannten Medikamenten

Kurze klinische Untersuchung:
- Bewußtseinslage? (Somnolent – weckbar? Soporös – gezielt auf Schmerz reagierend? Komatös – reaktionslos?).
- Herzfrequenz? (Bradykardie < 60? Tachykardie > 100?)
- Atemfrequenz? (Bradypnoe < 12? Tachypnoe > 25?)
- Pupillen? (Miosis? Stecknadelkopfgroße Pupillen? Mydriasis?)
- RR? (Schock? Hypertone Entgleisung?)
- Temperatur? (Fieber? Unterkühlung?)
- Haut, Schleimhaut? (feucht? trocken?)
- EKG (Rhythmusstörungen? Blockierungen?)
- Neurologische Untersuchung veranlassen.
- Außenanamnese wenn möglich: Wann, wieviel, welche Medikamente.

Sofortmaßnahmen:
- Blutzuckerstreifentest *(Dextrostix)*.
- Stabile i. v. Leitung legen.
- Blutabnahme.
- 500 ml 0,9%ige NaCl zum Offenhalten der Leitung.

Untersuchungen:
- Erstuntersuchung: Na, K, BZ, Krea., CHE, GOT, BGA, EKG, RR, AF.
- Zusatzuntersuchungen: Harn- und Plasmaosmolarität, Gerinnungsstatus, toxikologische Untersuchung von Blut, Harn und Magenspülflüssigkeit (Medikamenten-Screening: Alkohol, Barbiturate, Benzodiazepine, Opiate, Digoxin bzw. Digitoxin, trizyklische Antidepressiva).

Therapie:
- Intubieren, falls Patient tief komatös, Würgereflex nicht bzw. schlecht auslösbar ist oder wenn Aspirationsgefahr besteht. Beatmen bei respiratorischer Insuffizienz (s. S. 32).
- Primäre Giftelimination: Bei beeinträchtigter Bewußtseinslage Magenspülung (vor der Magenspülung 0,5 mg Atropin i. v., außer bei anticholinerger Symptomatik). Bei nicht beeinträchtigter Bewußtseinslage induzierte Emesis mit 30 ml

Ipecacuanha-Sirup (*Orpec* [CH]). Anschließend Gabe von Carbo adsorbens (*Medikol* [A], *Kohle-Pulvis* [D], *Carbo „Siegfried"* [CH]) und Glauber-Salz. Kontraindikationen für Magenspülung und induzierte Emesis beachten!
– Evtl. Blasenkatheter legen: Harnabnahme, Bestimmung von: Harn-pH, Harnosmolarität, toxikologische Untersuchung.
– Evtl. Magensonde legen: 4stündlich Gabe von 5 g *Medikol* (A) (Carbo adsorbens) + 1 Eßl. Glauber-Salz.
– Elektrolyte korrigieren, Säure-Basen-Haushalt korrigieren, O_2-Sonde, evtl. Antibiotika (Aspiration?), evtl. Dialyse.

Kontrolle:
Intensivmedizinische Überwachung (Monitor, RR, Temperatur, AF, Stundenharnvolumen, Pupillen, BGA!).

Wichtiger Hinweis:
Sobald eingenommene Medikamente bekannt sind, immer Vergiftungszentrale anrufen! Fragen: Toxische Dosis? Letale Dosis? Dialysierbarkeit? Zu erwartende Komplikationen? Ob und wie lange intensivmedizinische Überwachung notwendig ist? Spezifische Therapie? Therapie der Komplikationen?

8.2. Differentialdiagnose der Vergiftungen

Hautfarbe:
– Zentrale Zyanose: Hypoxie, Methämoglobinämie.
– Rosa: CO.
– Rosa-Flush: Atropin, Kokain, Zyanid, Borate, Alkohol.
– Ikterus: Paracetamol, Pikrin, Hepatotoxine (s. Leberversagen, S. 56).

Hautveränderungen:
– Einstichstellen: Opiate.
– Bullae: Barbiturate, Glutethimid, trizyklische Antidepressiva, CO.
– Schwitzen: Hypoglykämie, Sepsis, Hyperthyreose, Salizylate, Organophosphate, MAO-Hemmer, Myokardinfarkt, hypovolämischer Schock (innere Blutung?).
– Heiße trockene Haut: Atropin.

Pupillen:
– Miosis: Opiate, Organophosphate, Trichloräthanol, Chloralhydrat.
– Mydriasis: Hypoxie, Hypothermie, trizyklische Antidepressiva, Anticholinergika, Phenothiazine, Glutethimide, Amphetamine, Kokain, Sympathikomimetika.

Temperatur:
- Fieber: Hitzschlag, Meningitis, Anticholinergika, trizyklische Antidepressiva, MAO-Hemmer, CO, Phenole, Salizylate.
- Hypothermie: langes Koma, Barbiturate, Trichloräthanol, Äthanol, Opiate.

Atemgeruch:
- Alkohol: Azetaldehyd.
- Azeton: Hunger, Ketoazidose, Isopropylalkohol.
- Bittermandeln: Zyanid.
- Andere typische Gerüche: Trichloräthan, Äther, Terpentin, Benzin.

Blut:
- Hellrotes Blut: Zyanid, CO.
- Bräunliches Blut: Methämoglobin.

Harn:
- Dunkler Harn: Metronidazol, Dehydrierung.
- Blutiger Harn: Hämaturie, Myoglobulinurie, Hämoglobinurie.

Magenspülflüssigkeit:
- Blutig: wiederholtes Erbrechen, Paraquat, Kumarin, Eisen, Theophyllin, Antiphlogistika, Verletzung durch Magenspülung.

Blutdruck:
- Abfall: Sedativa, Schlafmittel, Dehydrierung.
- Anstieg: Phenzyklidine, Anticholinergika, Sympathikomimetika, MAO-Hemmer.

Krämpfe:
- Hypoxisch bedingt.
- Medikamentös bedingt: trizyklische Antidepressiva, Phenothiazine, CO, MAO-Hemmer, Mefenaminsäure, Äthylenglykol, Opiate, Theophyllin, Isoniazid, Organophosphate, Salizylate, Blei, Lithium, Amphetamine, Hypoglykämie, Strychnin, Zyanid.
- Entzugserscheinungen: Alkohol, Barbiturate, Benzodiazepine, Opiate.
- Epileptiker.

Lungenödem:
Reizgase, Salizylate, Opiate, Äthylenglykol, trizyklische Antidepressiva, β-Blocker, Metalldämpfe (Cadmium), Organophosphate, Benzin.

Rhabdomyolyse:
- Langes Liegen (Koma): Barbiturate, Opiate, Alkohol, CO.
- Muskelspasmen: MAO-Hemmer, Strychnin, Phenzyklidin.

Rhythmusstörungen:
- Bradykardie: Digitalis, β-Blocker, CHE-Hemmer.
- Tachykardie: Anticholinergika, Salizylate, Sympathikomimetika, Theophyllin, Amphetamine, Zyanid, CO.
- Arrhythmien: Digitalis, trizyklische Antidepressiva, Anticholinergika, Phenothiazine, Sympathikomimetika, Chinidin, Verapamil.

Nierenversagen:
Paracetamol, anorganische Quecksilberverbindungen, Arsen, Säuren (Phosphor-, Ameisen-, Oxalsäure), Rhabdomyolyse, Schock, Glykol.

Leberversagen:
Paracetamol, Tetrachlorkohlenstoff, Knollenblätterpilz (Amanita phalloides), Phosphor, organische Bleiverbindungen.

Unruhe/Verhaltensstörungen:
Psychotrope Substanzen, Anticholinergika, Sympathomimetika, Steroide, Alkoholentzug, Lösungsmittelabhängigkeit, psilozybinhaltige Pilze.

Kombinationsbilder:
Akutes Abdomen + Dysphagie + Mundschleimhautverletzungen: Korrosiva.

Unruhe + RR-Anstieg + Temperaturanstieg + Hyperreflexie: Anticholinergika, MAO-Hemmer, Strychnin, Phenzyklidine, Amphetamine.

Unruhe + Übelkeit/Erbrechen + Schwäche: CO, Entzug, Lösungsmittel, Insektizide, Blei, Quecksilber, Arsen.

Koma + Tachykardie + Mydriasis + Hyporeflexie + trockene Schleimhaut: trizyklische Antidepressiva, Anticholinergika, Phenothiazine.

Koma + RR-Abfall + Schlaffheit: Benzodiazepine, Barbiturate, Glutethimid, Trichloräthanol, Äthanol, Opiate, β-Blocker etc.

8.3. Äthylalkoholvergiftung

Klinik und Stadien:
I: Exzitatives Stadium (0,5–2‰): Euphorie, Koordinationsstörungen.

II: Hypnotisches Stadium (2–3‰): Bewußtseinstrübung, Lähmungen.
III: Narkotisches Stadium (3–4‰): Koma.
IV: Asphyktisches Stadium (> 4‰): Atemstillstand.
Aufnahmeindikation: ab Stadium II.

Untersuchungen:
Sofort Blutzuckerstreifentest *(Dextrostix)*.
– Erstuntersuchung: Na, K, BZ, Blutalkoholspiegel (keine Alkoholtupfer verwenden!), RR, EKG, AF.
– Zusatzuntersuchungen: BGA, unfallchirurgischer Konsiliar (Sturz, Verletzung?), neurologischer Konsiliar (subdurales Hämatom?), Thorax-Rö. (Aspiration? Pneumonie?), evtl. Laktat, Cl, evtl. Schädel-Rö. (Frakturzeichen?).

Therapie:
– Evtl. Magenspülung.
– 500 ml 10%ige Glukose i. v. ⎫
– 300 mg Vitamin B$_6$ *(Benadon)* i. v. ⎬ evtl. als Kurzinfusion.
– 100 mg Prednisolon *(Solu-Dacortin* [A u. CH], *Solu-Decortin-H* [D]) i. v. ⎭
– Bei Agitation: 5 (bis max. 15) mg Haloperidol *(Haldol)* oder evtl. Diazepam *(Valium)* i. v.
– Evtl. antibiotische Abschirmung: z. B. 2 × 2 g Epicillin *(Spectacillin)* i. v.
– Schutz vor Unterkühlung.
– Evtl. Elektrolytsubstitution.
– Evtl. Hämodialyse (bei > 5‰ Alkoholspiegel und tiefem Koma).
– Evtl. Beatmung bei respiratorischer Insuffizienz (s. S. 33).
– Evtl. Benzodiazepinantagonist Flumazenil *(Anexate)* i. v.

Kontraindiziert sind:
– Barbiturate.
– Opiate.

Kontrollen:
RR, Puls, Pupillenreaktion stündlich, ggf. intensivmedizinische Überwachung.

Bemerkungen:
– Letale Dosis: 250–750 g reiner Alkohol innerhalb 30 min genossen.
– Abbau: 0,1–0,2‰/h, über die Leber (ca. 90%), Niere und Lunge (ca. 10%).
– Max. Blutspiegel: 80–120 min nach Einnahme.

- Alkoholkonzentration im Blut (‰) ≈ Alkoholmenge (g)/ kg KG × 0,6.
- Alkoholmenge pro 100 ml: Bier ≈ 4 g, Wein ≈ 10 g, Likör ≈ 16 g, Schnaps 20−50 g.

8.4. Morphinvergiftung

Klinik:
- Zyanose.
- Bradykardie, Bradypnoe → Koma.
- Miosis („stecknadelkopfgroße Pupillen").
- Hypotonie, Hypothermie, Areflexie, Blasensphinkterspasmus.
- Zentrales Lungenödem (besonders bei Heroin).

Untersuchungen:
- Erstuntersuchung: BGA (respiratorische Azidose), RR, EKG, Thorax-Rö. (Lungenödem?), Blut für Morphinbestimmung (vor Naloxon-Gabe abnehmen!).
- Zusatzuntersuchungen: LFP, Hepatitisserologie, HIV.

Therapie:
- Naloxon 0,4 mg (*Narcanti* [A u. D], *Narcan* [CH]) i. v., kann nach 2 min wiederholt werden. Falls keine signifikante Besserung eintritt, liegt keine (alleinige) Morphinvergiftung vor. Oft Nachbehandlung notwendig, da die meisten Opiate länger wirksam sind als Naloxon.
- Blasenkatheter legen.
- Evtl. Schock- prophylaxe. ⎱ 100 mg Prednisolon (*Solu-Dacortin*
- Evtl. Lungenödem- ⎰ [A u. CH], *Solu-Decortin-H* [D]) i. v. prophylaxe.
- Evtl. Beatmen, s. S. 32 ff.

Kontrollen:
Ggf. intensivmedizinische Überwachung.
- RR, Puls, AF stündlich.

8.5. Benzodiazepinvergiftung

Klinik:
- Sprechstörung, Verwirrtheit, Somnolenz, Koma, evtl. Exzitation.
- Tachykardie, RR-Abfall (oft erst sehr spät!).
- Muskelhypotonie, Areflexie, evtl. Ataxie.

– Atemdepression.
– Mydriase oder Miose, Mundtrockenheit.

Untersuchungen:
Na, K, BZ, Krea., GOT, BGA, RR, EKG, toxikologische Untersuchung von Harn, Blut und Magenspülflüssigkeit.

Therapie:
– Magenspülung (nur bis 2 Std. nach Einnahme wirksam).
– Alle 4 Std. 5 g *Medikol* (A), *Kohle-Pulvis* (D), *Carbo „Siegfried"* (CH) (Carbo adsorbens) + 1 Eßl. Glauber-Salz geben (Magensonde legen).
– Überwachung während 4–6 Std. bei leichten, 24–48 Std. bei schweren Symptomen.
– Bei Blutdruckabfall: in erster Linie Volumenersatz.
– Bei schwerem Verlauf und/oder Patienten mit erhöhtem Risiko (höheres Alter, kardiovaskuläre, pulmonale, hepatale, renale oder zerebrale Vorschädigung) oder bei kombinierten Intoxikationen: evtl. Benzodiazepinantagonist Flumazenil *(Anexate)* i. v. → Diagnose!

Komplikationen:
– Atemstillstand.
– Diabetische Stoffwechselentgleisung (Koma!).
– Aspirationspneumonie.
– Krampfanfälle.

Kontrollen:
Intensivmedizinische Überwachung.
– Stündlich RR, Puls, AF, Pupillenreaktion.
– Mehrmals täglich BGA, BZ.

Bemerkungen:
Benzodiazepine verstärken die Wirkung von Antidepressiva und Neuroleptika. Die toxische Dosis unterliegt großen individuellen Schwankungen.

8.6. Intoxikation mit trizyklischen und tetrazyklischen Antidepressiva

Klinik:
– ZNS: Verwirrung, Agitation, Halluzinationen, Koma, generalisierte Krampfanfälle, respiratorische Insuffizienz.
– Herz-Kreislauf-System: Hypotonie (selten Hypertonie), Rhythmusstörungen, AV-Block, Schenkelblock (QRS-Breite korreliert mit dem Intoxikationsausmaß).

- Anticholinerge Symptome: Flush, Mundtrockenheit, weite Pupillen, Ileus, Harnretention, Sinustachykardie.

Untersuchungen:
RR, EKG, (QRS-Breite? QT-Dauer?), Harn-pH, Na, K, Krea., GOT, BGA, toxikologische Untersuchungen von Blut, Harn und Magenspülflüssigkeit.

Therapie:
- Magenspülung (gastroskopische Nachkontrolle bei *Noveril 240 TR*).
- Alle 4–6 Std. 5 g *Medikol* (A), *Kohle-Pulvis* (D), *Carbo "Siegfried"* (CH) (Carbo adsorbens) + 1 Eßl. Glauber-Salz p. o. oder über Magensonde.
- Korrektur einer metabolischen Azidose mit NaBic. und einer Hypokaliämie mit KBic.
- Bei ventrikulären Arrhythmien: NaBic. 0,5–2 mmol/kg KG i. v. Bei anhaltenden Rhythmusstörungen Phenytoin 125 mg *(Epanutin)* langsam i. v.
- Bei Blutdruckabfall: NaBic. i. v., danach weiter mit NaBic. alkalisieren, bis Harn pH > 7,4 ist. Vorsichtige Gabe von Plasmaexpandern (Lungenödemgefahr!). Dopamin + Dobutamin nur mit Zurückhaltung.
- Bei Bradykardie frühzeitig Interimschrittmacher legen.
- Bei Krämpfen Sauerstoffzufuhr sichern, Diazepam 5–10 mg *(Valium)*, oder Phenytoin 125–250 mg *(Epanutin)* langsam i. v.
- Bei Schenkelblock (QRS > 0,12): NaBic.
- Physostigmin *(Anticholium* [D]) bei schwerem zentralem anticholinergem Syndrom (Atemdepression, Krämpfe, tiefes Koma) 1–2 mg langsam i. v. (Danach evtl. 1–2 mg/h als Infusion.)

Kontrolle:
Intensivmedizinische Überwachung durch mindestens 48 Std., symptomlose Patienten 4–8 Std. überwachen! BGA und Harn-pH-Kontrollen!

Kontraindiziert sind:
Chinidin, Ajmalin, Procainamid, Atropin, Digitalis, Sympathomimetika, forcierte Diurese.

Nicht wirksam sind:
Lidocain, Magnesium, Kalzium.

Komplikationen:
- Kammerflimmern, Asystolie (bis 48 Std. nach Einnahme).
- Atemstillstand.
- Aspirationspneumonie.
- Lungenödem.

8.7. Neuroleptikaintoxikation

Klinik:
ZNS-Depression, Atemdepression, Halluzinationen, Verwirrung, evtl. Agitation, evtl. Extrapyramidalsymptome (Opisthotonus etc.), atropinvergiftungsartige Symptome (Tachykardie, Mundtrockenheit, Harnverhalten, Mydriasis bei hohen Dosen Miosis), RR-Abfall (oft sehr spät), Rhythmusstörungen.

Untersuchungen:
RR, EKG, BZ, Na, K, Krea., BGA, toxikologische Untersuchung von Blut, Harn und Magenspülflüssigkeit.

Therapie:
- Magenspülung.
- Alle 4−6 Std. 5 g *Medikol* (A) (Carbo adsorbens) + 1 Eßl. Glauber-Salz p. o. oder über Magensonde.
- Bei RR-Abfall: Volumensubstitution (z. B. *Haemaccel*).
- Bei EPMS-Symptomatik: Biperiden 2,5(−10) mg *(Akineton)* i. v.
- Bei therapierefraktären zentral anticholinergen Komplikationen Physostigmin *(Anticholium* [D]) 1−2 mg langsam i. v. (Danach evtl. 1−2 mg/h als Infusion.)

Kontrollen:
Intensivmedizinische Überwachung, stündlich RR, Puls, AF, Pupillenreaktion.

8.8. Barbituratvergiftung

Klinik:
ZNS-Depression, Reflexe vermindert bis Areflexie, Bradypnoe (evtl. Tachypnoe) bis Atemstillstand, Miosis (später Mydriasis), periphere Zyanose, Hypo(/Hyper-)thermie, RR-Abfall, evtl. Schockzeichen, bullöse Hautläsionen (DD: Alkoholintoxikation), Rhabdomyolyse.

Untersuchungen:
RR, BB, Na, K, BZ, Krea., CPK, GOT, BGA, Harnstatus (pH?
Myoglobinurie?), rektale Temperatur, EKG, AF, neurologi-
scher Konsiliar, Thorax-Rö., (ZVD, Alkoholspiegel).

Therapie:
- Magenspülung (meist vorherige Intubation wegen vermin-
  derter Reflexe, notwendig!), wenn Tabletteneinnahme weni-
  ger als 4–8 Std. zurückliegt.
- 4stdl. 5 g *Medikol* (A) (Carbo adsorbens) und 1 Eßl. Glauber-
  Salz p. o. oder über Magensonde.
- Digitalisieren wenn ZVD ↑ : *Lanitop* 0,2 mg i. v.
- Evtl. Antibiotika: z. B. Epicillin *(Spectacillin)* 2 × 2 g i. v.
- Heizdecke bei Hypothermie.
- Evtl. Hämodialyse bzw. Hämoperfusion indiziert bei Koma
  + Barbituratspiegel > 10 mg/dl (Barbiturate mit langer
  HWZ) bzw. > 5 mg/dl (Barbiturate mit kurzer HWZ)*.
- Evtl. forcierte (alkalische) Diurese*.
- Evtl. zentrale Stimulanzien: z. B. Doxapram *(Dopram)*.
- Ggf. Beatmung (s. S. 33).

Kontrollen:
Intensivmedizinische Überwachung! BGA, AF, AMV, Krea.,
CPK, Na, K, Einfuhr/Ausfuhr, ZVD, RR, Monitor.

Komplikationen:
- Pneumonie:
- Schock.
- Herz-Kreislauf-Stillstand (vor allem bei Hypothermie).
- Hirntod (cave: Todesfeststellung erst erlaubt, wenn kein er-
  höhter Barbituratspiegel mehr festzustellen ist!).
- Akutes Nierenversagen (→ Hämodialyse).

8.9. Digitalisintoxikation

Klinik:
- Übelkeit, Erbrechen.
- Rhythmusstörungen (Bradykardie, AV-Block I-III, VES,
  Kammerflimmern).

---

* Über Wirksamkeit der Hämodialyse bzw. forcierten Diurese
  bei den einzelnen Substanzen immer Vergiftungszentrale befragen.

Untersuchungen:
EKG, RR, Temperatur, Na, K, BZ, Krea., Digoxin- bzw. Digitoxinspiegel.

Therapie:
- Leitung legen, 500 ml 5%ige Glukose anhängen (vorsichtige K-Substitution! Digitalis kann zu Hyperkaliämie führen).
- Magenspülung (vorher 0,5 mg Atropin i. v.).
- Magensonde legen.
- 5 g *Medikol* (A) (Carbo adsorbens) + Glauber-Salz 1 Eßl. alle 4 Std.
- Bei Digitoxinvergiftung Colestyramin *(Quantalan)* 4 g alle 6 h über Magensonde.
- Frühzeitig Interimschrittmacher legen (falls kein Antidot zur Hand), Defibrillator bereitstellen.
- Bei VES Lidocain 100 mg *(Xylocain)* i. v., kann nach 10 min wiederholt werden, bei ausbleibendem Erfolg Phenytoin *(Epanutin)*.
- Digitalis-Antidot (Boehringer): bei toxischem Digitalisspiegel und nicht beherrschbaren Rhythmusstörungen oder ausgeprägter Hypokaliämie. Cave anaphylaktische Reaktion, deshalb unbedingt vorherige intrakutane Austestung. Bezüglich der Austestung und Dosierung s. Gebrauchsanweisung.

Kontrollen:
- Intensivmedizinische Überwachung.
- Stündlich: Na, K.
- Evtl. alle 6—12 h: Digoxin- und Digitoxinspiegel (Digitalisspiegel nach Antidotverabreichung nicht verwertbar!).

8.10. Knollenblätterpilzvergiftung

Klinik:
Biphasischer Vergiftungsverlauf! Vorkommen von Juni bis November!
- 5—24 h nach Einnahme schwere Brechdurchfälle (bei ungefährlicheren Pilzen treten gastrointestinale Symptome meist schon ½—2 h nach der Pilzmahlzeit auf. Cave: Mischintoxikationen!).
- Oft intermediäre Besserung.
- Anstieg der LFP nach ca. 16 Std. Meist am 3. Tag hepatische Symptome, evtl. Enzephalopathie.

Untersuchungen:
- Erstuntersuchung: Na, K, BB, BZ, GOT, GPT, ALP, Krea., Gerinnungsstatus (PT, PTT, TZ, AT III), BGA, RR, EKG.

- Zusatzuntersuchungen: Blutgruppe, CHE, Bilirubin, Ammoniak, Laktat i. S., Blut und Harn für toxikologische Untersuchungen.

Sofortmaßnahmen:
- Leitung legen.
- Magenspülung (außer bei Spontanerbrechen).

Diagnose:
- Sporennachweis in der Magenspülflüssigkeit (Gerichtsmedizin).
- Wilandsche Probe: Pilz aufschneiden, Schnittfläche auf Zeitungspapier reiben, trocknen lassen und mit 8normaler HCl betropfen. Bei Blaufärbung positiver Nachweis von Amatoxinen.
- RIA-Nachweis von Amanitin im Harn und/oder Blut.

Therapie:
- Penicillin G 1 Mill. IE/kg KG/Tag i. v. in 4 Gaben (NW: Krämpfe).
- *Silibinin* [A] bzw. *Legalon SIL* [D] 20 mg/kg KG/Tag in 5%iger Glukose i. v. in 4 Gaben als Kurzinfusion über 2 h (durch 4−5 Tage).
- Hämoperfusion + Hämodialyse (auch im Zweifelsfall spätestens 24 h nach Einnahme beginnen, erst 1 h nach *Silibinin*- bzw. *Legalon-SIL*-Gabe).
- Magensonde legen: Absaugen des Duodonalsekretes und 1−4stündlich 5 g *Medikol* (A) (Carbo adsorbens) + 1 Eßl. Glauber-Salz in 50 ml Wasser gelöst p. o.
- Wasser- und Elektrolytkorrektur.
- Ggf. Therapie des Leberversagens (s. S. 56).
- Ggf. Therapie des Nierenversagens (s. S. 74).
- Ggf. Therapie der Verbrauchskoagulopathie (s. S. 68).

Kontrollen:
Intensivmedizinische Überwachung.
- ½stündlich: RR, Puls.
- Stündlich: Temperatur, ZVD.
- Vor und nach der Hämoperfusion: BB, PT, PTT, BGA, (Laktat).

Prognose:
- PT < 10% → 82% Todesfälle.
- PT > 40% → gute Prognose.

Sachverzeichnis